中医非物质文化遗产临床经典读本

第二辑

素问灵枢类纂约注

清·汪　昂◎著

舒长兴◎校注

U0206970

中国健康传媒集团

中国医药科技出版社

图书在版编目（CIP）数据

素问灵枢类纂约注 /（清）汪昂著；舒长兴校注 . — 北京：中国
医药科技出版社，2020.7

（中医非物质文化遗产临床经典读本 . 第二辑）

ISBN 978-7-5214-1735-7

Ⅰ . ①素⋯　Ⅱ . ①汪⋯ ②舒⋯　Ⅲ . ①《素问》—注释 ②《灵
枢经》—注释　Ⅳ . ① R221

中国版本图书馆 CIP 数据核字（2020）第 060121 号

美术编辑　陈君杞
版式设计　也 在

出版　**中国健康传媒集团** | 中国医药科技出版社

地址　北京市海淀区文慧园北路甲 22 号

邮编　100082

电话　发行：010 – 62227427　邮购：010 – 62236938

网址　www.cmstp.com

规格　880 × 1230mm $\frac{1}{32}$

印张　4 $\frac{7}{8}$

字数　120 千字

版次　2020 年 7 月第 1 版

印次　2020 年 7 月第 1 次印刷

印刷　三河市万龙印装有限公司

经销　全国各地新华书店

书号　ISBN 978-7-5214-1735-7

定价　28.00 元

获取新书信息、投稿、为图书纠错，请扫码联系我们。

　　本书为清·汪昂所著。书名《素问灵枢类纂约注》，又名《黄帝素问灵枢合纂》，刊于 1689 年。本书共三卷，选录《素问》《灵枢》二书中除针灸以外的主要内容，分为藏象、经络、病机、脉要、诊候、运气、审治、生死和杂论九篇，所选《内经》原文较为精要，分类简单而注释精辟，后人学起来更加容易。本书对《内经》虽行删节，但段落依旧，并无割裂原文之弊。在内容安排上，以脏腑经络为先，而依次叙述，文字浅显通达，义理简明易懂。本书注经特点有四：其一，以类相从，用便观览；其二，《素》《灵》互参，相得益彰；其三，博采众长，多有发挥。其四，切中临床，见解独到。现存数十种清刻本。

　　该书影响经久不衰，至今仍为学习《黄帝内经》的极佳入门参考书，有较高的学术价值。

内
容
提
要

出版者的话

　　中国从有文献可考的夏、商、周三代，就进入了文明的时代。中国人认为自己是炎黄的子孙，若以此推算，中国的文明史可以追溯到五千年前。中华民族崇尚自然，形成了"天人合一"的信仰，中医学就是在这种信仰的基础上产生的一种传统医学。

　　中医的起源可以追溯到炎帝、黄帝时期，根据考古、文献记载和传说，炎帝神农氏发明了用药物治病，黄帝轩辕氏创造脏腑经脉知识，炎帝和黄帝不仅是中华民族的始祖，也是中医的缔造者。

　　大约在公元前1600年，商代的伊尹发明了用"汤液"治病，即根据不同的证候把药物组合在一起治疗疾病，后世称这种"汤液"为"方剂"，这种治病方法一直延续到现在。由此可见，中华民族早在3700多年前就发明了把各种药物组合为"方剂"治疗疾病，实在令人惊叹！商代的彭祖用养生的方法防治疾病，中国人重视养生的传统至今深入民心。根据西汉司马迁《史记》的记载，春秋战国时期的扁鹊秦越人善于诊脉和针灸，西汉仓公淳于意善于辨证施治。这些世代传承积累的医药知识，到了西汉时期已蔚为大观。汉文帝下诏命刘向等一批学者整理全国的图书，整理后的图书分为六大类，即六艺、诸子、诗赋、兵书、术数、方技，方技即医学。刘向等校书，前后历时27年，是对中国历史文献最为壮观的结集、整理、研究，真正起到了上对古人、下对子孙后代的承前启后的作用。后之学者，欲考中国学术的源流，可以此为纲鉴。

这些记载各种医学知识的医籍，传之后世，被尊为经典。医经中的《黄帝内经》，记述了生命、疾病、诊疗、药物、针灸、养生的原理，是中医学理论体系形成的标志。这部著作流传了2000多年，到现在，仍被视为学习中医的必读之书，且早在公元7世纪，就传播到了周边一些国家和地区，近代以来，更是被翻译成多种语言，在世界许多国家广泛传播。

经方医籍中记载了大量以方治病和药物的知识，其中有《汤液经法》一书，相传是伊尹所作。东汉时期，人们把用药的知识编纂为一部著作，称《神农本草经》，其中记载了365种药物的药性、产地、采收、加工和主治等，是现代中药学的起源。中国历代政府重视对药物进行整理规范，著名的如唐代的《新修本草》、宋代的《证类本草》。到了明代，著名医学家李时珍历经30余年研究，编撰了《本草纲目》一书，在世界各国产生了广泛影响。

东汉时期的张仲景，对医经、经方进行总结，创造了"六经辨证"的理论方法，编撰了《伤寒杂病论》，成为中医临床学的奠基人，至今仍是指导中医临床的重要文献。这部著作早在公元700年左右就传到日本等国家和地区，一直受到重视。

西晋时期，皇甫谧将《素问》《针经》和《黄帝明堂经》进行整理，编纂了《针灸甲乙经》，系统地记录了针灸的理论与实践，成为学习针灸的经典必读之书，一直传承到现在。这部著作也被翻译成多种语言，在世界各地广泛传播。

中医学在数千年的发展历程中，创造积累了丰富的医学理论与实践经验，仅就文献而言，保存下来的中医古籍就有1万余种。中医学独特的思想与实践，在人类社会关注健康、重视保护文化多样性和非物质文化遗产的背景下，显现出更加旺盛的生命力。

中医药学与中华民族所有的知识一样，是"究天人之际"的学问，所以，中国的学者们信守着"究天人之际，通古今之变，成一家之言"的至理。《素问·著至教论》记载黄帝与雷公讨论医道说："而道，上知天文，下知地理，中知人事，可以长久。以教众庶，亦不疑殆。医道论篇，可传后世，可以为宝。"这段话道出了中医学的本质。中医是医道，医道是文化、是智慧，《黄帝内经》中记载的都是医道。医道是究天人之际的学问，天不变，道亦不变，故可以长久，可以传之后世，可以为万世之宝。

医道可以长久，在医道指导下的医疗实践，也可以长久。故《黄帝内经》中的诊法、刺法至今可以用，《伤寒论》《金匮要略》《备急千金要方》《外台秘要》的医方今天亦可以用，《神农本草经》《证类本草》《本草纲目》的药今天仍可以用。

或许要问，时间太久了，没有发展吗？不需要创新吗？其实，求新是中华民族一贯的追求。如《礼记·大学》说："苟日新，日日新，又日新。"清人钱大昕有一部书叫《十驾斋养新录》，他以咏芭蕉的诗句解释"养新"之义说："芭蕉心尽展新枝，新卷新心暗已随，愿学新心养新德，长随新叶起新知。"原来新知是"养"出来的。

中华民族"和实生物，同则不继"的思想智慧，与当今国际社会提出的保护和促进文化多样性、保护人类的非物质文化遗产的需求相呼应。世界卫生组织2000年发布的《传统医学研究和评价方法指导总则》中，将"传统医学"定义为"在维护健康以及预防、诊断、改善或治疗身心疾病方面使用的各种以不同文化所特有的理论、信仰和经验为基础的知识、技能和实践的总和"，点明了文化是传统医学的根基。习近平总书记深刻指出："中医药学是中国古代科学的瑰宝，也是打开中华文明宝库的钥匙。"这套丛书的整理出版，也是为了打磨好中医药学这把钥匙，以期打开中华文明这个宝库。

希望这套书的再版，能够带您回归经典，重温中医智慧，获得启示，增添助力！

中国医药科技出版社

2019 年 6 月

校注说明

　　《素问灵枢类纂约注》，清·汪昂著。该书将《素问》和《灵枢》两书内容"特为珠联，以愚意条析"，撰著而成三卷，分为藏象、经络、病机、脉要、诊候、运气、审治、生死、杂论九篇，"以类相从，用便观览"；在注解时除引经据典、字笺句释外，更注重从实践出发，结合病机、病证、预后等对经文做详尽阐释；并博采众长，尤以王冰《黄帝内经素问吴注》、马莳《素问注证发微》《灵枢注证发微》、吴崑《素问吴注》、张志聪《素问集注》《灵枢集注》四家注释为主，经过删繁、辨误，使其语简义明。

　　该书深得《内经》之旨，在诸多注本中深受中医界的厚爱，出版后曾经先后45次重刻，成为学中医者的必备读本。

　　本次校勘以清光绪十三年丁亥（1887）扫叶山房刻本为底本，以1958年上海卫生出版社的版本为主校本，以清嘉庆二十二年丁丑（1817）宏德堂刻本为参校本。

　　本次校勘体例及原则如下：

　　1.凡据校本或文义改动底本上的文字，包括误字、脱文、衍文、倒文等，出校记说明。

　　2.凡底本文字不误，但校本异文有重要价值，义可兼取者，不改动原文，出校记说明。

　　3.凡底本明显的误字或不规范之字，径改原文，不出校记。

4.作者避本朝名讳或家讳而改字或缺笔，对于缺笔者，径改；对于改字者，凡不影响文义理解者，一律不改，不出校记。

5.原文中的异体字、通假字、古今字、俗写字，凡常见者一律径改为通行的简化字，不出校记。

6.凡底本中的不规范字，一律径改为规范字，不出校记。

校注者

2020 年 1 月

叙　言

　　医学之有《素问》《灵枢》，犹吾儒之有《六经》《语》《孟》也。病机之变，万有不齐，悉范围之，不外是也。古之宗工，与今之能手，师承其说，以之济世寿民，其功不可究殚。顾吾儒率专精制举，以是为方技，而莫之或习，即涉猎亦未尝及之。愚谓先王之制《六经》，凡以为民也，有诗、书、礼、乐以正其德，复有刑、政以防其淫，其间不顺于轨者，虽杀之而罔或惜焉，然其要则归于生之而已。至于夭厉为灾，疾痛愁苦，坐视其转、死而莫之救，而礼、乐、刑、政之用，于是乎或穷。是以上古圣人作为医术，用以斡旋气运，调剂群生，使物不疵疠，民不夭札，举世之所恃赖，日用之所必需，其功用直与礼、乐、刑、政相为表里，顾安得以为方技之书而忽之欤？况其书理致渊深，包举弘博，上穷苍黔七政之精，下察风水五方之宜，中列人身赅存之数，与夫阴阳之阖辟，五行之胜复，可以验政治之得失，补造化之不齐，非深于性命之旨者，其孰能与于斯乎！第全书浩衍，又随问条答，不便观览，虽岐黄专家，尚望洋意沮，况于学士大夫乎？余衡泌之人，无事弃日，不揣固陋，窃欲比类而分次之。偶见滑伯仁有《素问钞》一编，其用意颇与余同，然而割裂全文，更为穿贯，虽分门类而凌躐错杂，遂失原书之面目，得无疑误后学而获罪先圣也乎？又谓两经从未有合编者，特为珠联，以愚意条析，分为九类，虽有删节，而段落仍旧。下注出于某篇。不敢谬为参错，其存者要以适用而止，且参酌诸注，务令简明，使读者了然心目，聊取反约之意，以就正于有道云尔。

时康熙己巳夏日
讱菴汪昂题于延禧堂

凡　例

　　《素问》《灵枢》各八十一篇。其中病证、脉候、脏腑、经络、针灸、方药，错见杂出，读之茫无津涯，难以得其窾会。本集除针灸之法不录，余者分为九篇，以类相从，用便观览。于各篇之中，复有前后条贯，数仍不离乎九也。

　　《素问》在唐有王启玄之注，为注释之开山。注内有补经文所未及者，可谓有功先圣。然年世久远，间有讹缺，风气未开，复有略而无注者。至明万历间，而有马玄台、吴鹤皋二注，事属继起，宜令经旨益明，而马注舛谬颇多，又有随文敷衍，有注犹之无注者，反訾王注，逢疑则默，亦不知量之过也。吴注间有阐发，补前注所未备，然多改经文，亦觉嫌于轻擅。余之所见者，三书而已。及书已成，复见张隐菴《素问集注》，刻于康熙庚戌，皆其同人所著，尽屏旧文，多创臆解，恐亦以私意测度圣人者也。集中遵各注者十之七，增鄙见者十之三，或节其繁芜，或辨其谬误，或畅其文义，或详其未悉，或置为阙疑，务令语简义明，故名《约注》。阅三十余年而书始就，诚不自知其无当，唯高明之家教之。

　　《灵枢》从前无注，其文本古奥，名数繁多，观者蹙頞颦眉，医家率废而不读。至明始有马玄台之注，其疏经络穴道，颇为详明，可谓有功后学。虽其中间有出入，然以从来畏难之书，而能力开坛坫，以视《素问注》，则过之远矣。

《素问》治兼诸法，文悉义详，故说理之文多；《灵枢》专重针灸，故说数之文多。本集以《素问》为主，而《灵枢》副之；其《素问》与《灵枢》同者，皆用《素问》而不用《灵枢》。至于针灸之法，与医药不同，本集不暇旁及，故概删而不录。然《素问》所引经文，多出《灵枢》，则《灵枢》在前而《素问》居后，踵事增华，故文义为尤详也。

　　《素问》所言五运六气，弘深奥渺；《灵枢》所言经络穴道，缕析丝分，诚秘笈之灵文，非神圣其孰能知之？本集义取纂要，不能多录，欲深造者，当于全书而究心焉。

　　本集所引王注，乃唐太仆启玄子王冰注也。新校正，乃宋秘书林亿诸人所雠校之文也。马注，明玄台子马莳注也。吴注，明鹤皋吴崑注也。张注，乃国朝武林隐菴张志聪等所注也。

　　　　　　　　　　　　　　　　　　　讱菴汪昂识

目 录

❀ **卷上**

藏象第一 ……………………………………………………… 1

经络第二 ……………………………………………………… 10

❀ **卷中**

病机第三 ……………………………………………………… 27

❀ **卷下**

脉要第四 ……………………………………………………… 81

诊候第五 ……………………………………………………… 97

运气第六 ……………………………………………………… 104

审治第七 ……………………………………………………… 117

生死第八 ……………………………………………………… 129

杂论第九 ……………………………………………………… 133

卷　上

藏象第一

【素】心者，君主之官也，神明出焉。肺者，相傅之官，治节出焉（分布阴阳，主行荣卫，如调元赞化，故曰"相傅"。风痹痿躄之人，心欲动而手足不随者，以肺病而失其治节故也）。肝者，将军之官，谋虑出焉（肝藏血，故善谋虑）。胆者，中正之官，决断出焉。膻中者，臣使之官，喜乐出焉（两乳中间名膻中，为气海，气舒则喜乐，不舒则悲愁。按：《素问》本篇有膻中而无心包络。《灵枢·经脉》篇有心包络而无膻中。心包又名心主，居心之下，代心行事，其所生病，亦与心同。臣使二字，正与君主相对。《灵枢·胀论》曰：膻中者，心主之宫城也）。脾胃者，仓廪之官，五味出焉。大肠者，传道之官，变化出焉。小肠者，受盛之官，化物出焉（小肠居胃之下，受盛糟粕，传入大肠）。肾者，作强之官，伎巧出焉（肾藏精，故多伎巧）。三焦者，决渎之官，水道出焉（引导阴阳，开通秘塞，上焦不治，水溢高原；中焦不治，水停中脘；下焦不治，水蓄膀胱。腔内上中下空处为三焦，马氏乃分割右肾以为三焦，欠是）。膀胱者，州都之官，津液藏焉，气化则能出矣（膀胱不能化气，则小便不通）。凡此十二官者，不得相失也，故主明则下安，以此养生则寿。主不明则十二官危，使道闭塞而不通，形乃大伤，以此养生则殃。《灵兰秘典论》

【素】东方生风，风生木，木生酸，酸生肝，肝生筋，筋生心，肝主目。其在天为玄，在人为道，在地为化。化生五味，道生智，玄生神（《五运行大论》多"化生气"句）。神在天为风，在地为木，在体为筋（《五运行大论》多"在气为柔"句），在脏为肝（《五运行大论》多"其性为暄，其德为和，其用为动，其化为荣，其虫毛，其政为散，其令宣发，其变摧拉，其眚为陨"），在色为苍，在音为角，在声为呼，在变动为握（木曰曲直之变也，是为搐搦）。在窍为目（《解精微论》又曰：心者，五脏之专精也；目者，其窍也），在味为酸，在志为怒。怒伤肝，悲胜怒；风伤筋，燥胜风；酸伤筋（酸能收缩），辛胜酸（皆五行相克）。

南方生热，热生火，火生苦，苦生心，心生血，血生脾。心主舌。其在天为热，在地为火，在体为脉（《五运行大论》多"在气为息"句），在脏为心（《五运行大论》多"其性为暑，其德为显，其用为躁，其化为茂，其虫羽，其政为明，其令郁蒸，其变炎烁，其眚燔焫"），在色为赤，在音为徵，在声为笑，在变动为忧（心有余则喜不足则忧）。在窍为舌（舌为心苗，《素问·金匮真言》又曰：南方赤色，入通于心。开窍于耳。昂按，耳为肾窍，然舌无窍，故心亦寄窍于耳，是以夜卧闻声而心知也），在味为苦，在志为喜。喜伤心（大喜坠阳），恐胜喜；热伤气（即壮火食气之义），寒胜热；苦伤气，咸胜苦。

中央生湿，湿生土，土生甘，甘生脾，脾生肉，肉生肺，脾主口。其在天为湿，在地为土，在体为肉，在脏为脾（《五运行大论》多"在气为充，其性静兼，其德为濡，其用为化，其化为盈，其虫倮，其政为谧，其令云雨，其变动注，其眚淫溃"），在色为黄，在音为宫，在声为歌，在变动为哕（新校正云：王注作"哕噫"，非也。按：杨上善云："哕，气忤也"，即呃逆也）。在窍为口，在味为甘，在志为思。思伤脾，怒胜思；湿伤肉，风胜湿（如物之湿，风吹即干，亦木克土之义）；甘伤肉，酸胜甘。

西方生燥，燥生金，金生辛，辛生肺。肺生皮毛，皮毛生肾，肺主鼻。其在天为燥，在地为金，在体为皮毛，在脏为肺（《五运行大论》多"在气为成，其性为凉，其德为清，其用为固，其化为敛，其虫介，其政为劲，其令雾露，其变肃杀，其眚苍落"），在色为白，在音为商，在声为哭，在变动为咳（咳嗽），在窍为鼻，在味为辛，在志为忧。忧伤肺，喜胜忧；热伤皮毛，寒胜热（《太素》作"燥伤皮毛，热胜燥"）；辛伤皮毛，苦胜辛。

北方生寒，寒生水，水生咸，咸生肾，肾生骨髓，髓生肝，肾主耳。其在天为寒，在地为水，在体为骨，在脏为肾（《五运行大论》多"在气为坚，其性为凛，其德为寒，其化为肃，其虫鳞，其政为静，其变凝冽，其眚冰雹"）。在色为黑，在音为羽，在声为呻（呻吟），在变动为栗，在窍为耳，在味为咸，在志为恐。恐伤肾，思胜恐；寒伤血（寒则血凝），燥胜寒；咸伤血（咸能渗津），甘胜咸。《阴阳应象大论》（《五运行大论》亦有此段，而文尤详，故加录于注中）

【素】脑、髓、骨、脉、胆、女子胞，此六者，地气之所生也，皆藏于阴，而象于地，故藏而不泻，名曰"奇恒之腑"（王注：殊于六腑）。胃、大肠、小肠、三焦、膀胱，此五者，天气之所生也。其气象天，故泻而不藏，此受五脏浊气，名曰"传化之府"。此不能久留，输泻者也。魄门亦为五脏使（即肛门，大肠通肺，故曰"魄门"），水谷不得久藏，所谓五脏者，藏精气而不泻也，故满而不能实，六腑者，传化物而不藏，故实而不能满也。《五脏别论》

【素】心藏神，肺藏魄（并精而出入者为魄），肝藏魂（随神而往来者为魂），脾藏意（心有所忆谓之意，故思虑过则伤脾），肾藏志（意之所存谓之志，故淫欲多则损志），是谓"五脏所藏"。心为汗，肺为涕，肝

为泪，脾为涎，肾为唾，是谓"五液"。心恶热，肺恶寒，肝恶风，脾恶湿，肾恶燥，是谓"五恶"。《宣明五气论》（《灵枢》同）

【素】心者，生之本，神之变也，其华在面，其充在血脉。肺者，气之本，魄之处也，其华在毛，其充在皮。肾者主蛰，封藏之本，精之处也，其华在发，其充在骨。肝者罢（"疲"同）极之本，魂之居也（肝主筋，筋主运动，故疲劳），其华在爪（爪者，筋之余），其充在筋，以生血气（肝属春属木，为生发之本，故经文加此句，世医动言伐肝，盖未究内经之旨耳）。脾、胃、大肠、小肠、三焦、膀胱者（六腑），仓廪之本，营之居也（营出中焦），名曰"器"。能化糟粕，转味而入出者也，其华在唇四白，其充在肌。凡十一脏，取决于胆也。《六节藏象论》

【素】肝生于左，肺藏于右（肺虽为五脏华盖，而其用在右），心部于表（心属阳，应南方，居膈上，部署视听言动各事，故曰表），肾治于里（肾主封藏），脾为之使（运行水谷，溉灌腑脏），胃为之市（容受百物，如贸易之市），膈肓之上，中有父母（心下膈上为肓，心为阳，主血，肺为阴，主气，父母之象）。七节之傍，中有小心（傍者，两肾也；中者，命门也。昂按：心者，性之郭；肾者，命之根；两肾中间一点真阳，乃生身之根蒂，义取命门，盖以此也。中有相火，能代心君行事，故曰"小心"。杨上善云：脊有二十一节，肾在第七节之旁。吴鹤皋亦主其说。盖心君无为，吾人一日动作云为，皆命门之相火也。马注云：心在五椎之下，心下有包络，属手厥阴，自五椎之下而推之，则心包当垂至第七节而止，故曰"七节之傍，中有小心"。若根据此解，"傍"字似无着落）。《刺禁论》

【灵】何谓德气生精神、魂魄、心意、志思、智虑？曰：天之在我者，德也；地之在我者，气也；德流气薄而生者也，故（一作"初"）生之来谓之精（易曰：男女媾精，万物化生），两精相搏谓之神（阴阳合撰，而神生焉），随神往来者谓之魂（魂属阳，肝藏魂，人之

中医非物质文化遗产临床经典读本

知觉属魂），并精而出入者谓之魄（魄属阴，肺藏魄，人之运动属魄），所以任物者谓之心（《素问》曰：心者，君主之官也，神明出焉。以下数端皆心之用也，非心其孰能任之）。心有所忆谓之意，意之所存谓之志（专在于是则为志），因志而存变谓之思（图谋以成此志则有思），因思而远慕谓之虑，因虑而处物谓之智。《本神》

【灵】两神相搏（阴阳夫妇），合而成形，常先身生，是谓精。上焦开发，宣五谷味，熏肤充身泽毛，若雾露之溉（溉灌），是谓气。腠理发泄，汗出溱溱，是谓津。谷入气满，淖泽注于骨，骨属屈伸，泄泽，补益脑髓，皮肤润泽，是谓液（《五癃津液别》曰：三焦出气，以温肌肉，充皮肤，为其津，其流而不行者为液）。中焦受气，取汁变化而赤，是谓血。壅遏营气（约束也），令无所避，是谓脉。精脱者耳聋（肾衰），气脱者目不明（清阳不升），津脱者腠理开，汗大泄（如油如珠者，谓之绝汗）。液脱者骨属屈伸不利（筋失所养），色夭，脑髓消，胫酸，耳数鸣，血脱者色白，夭然不泽，其脉空虚（脉为血府）。《决气》

【灵】人之血气精神者，所以奉生而周于性命者也；经脉者，所以行血气而营阴阳，濡筋骨，利关节者也；卫气者，所以温分肉，充皮肤，肥腠理，司开阖者也；志意者，所以御精神，收魂魄，适寒温，和喜怒者也。是故血和则经脉流行，营覆阴阳，筋骨劲强，关节清利矣。卫气和则分肉解利，皮肤调柔，腠理致密矣；志意和则精神专直，魂魄不散，悔怒不起，五脏不受邪矣（圣贤养德养身之要语）；寒温和则六腑化谷，风痹不作，经脉通利，肢节得安矣，此人之常平也。五脏者，所以藏精神血气魂魄者也；六腑者，所以化水谷而行津液者也。《本脏》

【灵】人有髓海，有血海，有气海，有水谷之海，凡此四者，以应四海也。胃者，水谷之海，其输（穴俞）上在气街（本经穴，即气冲，腹下夹脐，相去四寸，动脉应手。《素问》曰：乃冲脉所起。《灵枢》曰：冲脉起于肾下，出于气街），下至三里（本经穴，在膝下三寸，骨外，大筋宛宛中）。冲脉者，为十二经之海（血海），其输上在于大杼（膀胱经穴，项后第一椎下，两旁各一寸五分），下出于巨虚之上下廉（胃经穴。上巨虚一名上廉，在三里下三寸；下巨虚在上廉下三寸）。膻中者，为气之海（《五味》篇：谷始入于胃，其精微者，先出于胃之两焦，以溉五脏，别出两行营卫之道，其大气之抟而不行者，积于胸中，命曰气海。"两行营卫"，谓行中焦生"营"，行下焦生"卫"也。大气，即宗气也），其输上在柱骨之上下（督脉，天柱骨，项后发际，颈大筋外廉陷中），前在于人迎（结喉旁动脉，属胃经）。脑为髓之海，其输上在于其盖（督脉经，顶后百会穴），下在风府（一名舌本，督脉经，项后入发一寸五分大筋中）。《海论》

【灵】夫胸腹，脏腑之郭也。膻中者，心主之宫城也。胃者，太仓也。咽喉小肠者，传送也。胃之五窍者，闾里门户也（胃有五窍）。廉泉玉英者，津液之道也（廉泉在颔下，结喉上。舌本，阴维任脉之会。玉英即玉堂，在紫宫下一寸六分，俱任经）。故五脏六腑者，各有界畔。《胀论》

【灵】明堂者鼻也，阙者眉间也，庭者颜也（颜，额也），蕃者颊侧也，蔽者耳门也（《五阅五使》篇：脉出于气口，色见于明堂。五色更出，以应五时。五官已辨，阙庭必张，乃立明堂。明堂广大，蕃蔽见外，方壁高基，引垂居外，五色乃治；平博广大，寿中百岁。五官不辨，阙庭不张，小其明堂，蕃蔽不见，又埤其墙，墙下无基，垂角去外，如是者，虽平常，殆，况加疾乎？面之地部为基，耳为蔽为墙）。《五色》

【灵】腰脊者，身之大关节也；肢胫者，人之管以趋翔也；茎垂者（阴器），身中之机，阴精之候，津液之道也（便溺所出）。《刺节真邪》

【灵】天圆地方，人头圆足方以应之。天有日月，人有两目；地有九州，人有九窍；天有风雨，人有喜怒；天有雷电，人有音声；天有四时，人有四肢；天有五音，人有五脏；天有六律，人有六腑；天有冬夏，人有寒热；天有十日，人有手十指；辰有十二，人有足十指茎垂（阴茎）以应之。女子不足二节（无茎垂与睾丸），以抱人形。天有阴阳，人有夫妻；岁有三百六十五日，人有三百六十节；地有高山，人有肩膝；地有深谷，人有腋腘（肩臂下隐处为腋，膝下曲处为腘）；地有十二经水，人有十二经脉（《经水篇》：足太阳合清水，足少阳合渭水，足阳明合海水，足太阴合湖水，足少阳合汝水，足厥阴合渑水，手太阳合淮水，手少阳合漯水，手阳明合江水，手太阴合河水，手少阴合济水，手心主合漳水）；地有泉脉，人有卫气；地有草蕈，人有毫毛；天有昼夜，人有卧起；天有列星，人有牙齿；地有小山，人有小节；地有山石，人有高骨；地有林木，人有募筋；地有聚邑，人有腘肉；岁有十二月，人有十二节；地有四时不生草，人有无子。此人与天地相应者也。《邪客》

【素】人皮应天（无所不包），肉应地（肉属脾土），脉应人（内营外卫），筋应时，声应音。阴阳合气应律，齿面目应星，出入气应风，九窍三百六十五络应野。《针解篇》

【素】天气通于肺（鼻受无形之天气，风寒暑湿燥热也），地气通于嗌（口受有形之地气，臊焦香腥腐也），风气通于肝（肝属风木），雷气通于心（象火有声），谷气通于脾（虚能受纳），雨气通于肾（肾为水脏），六经为川（流通），肠胃为海（容受），九窍为水注之气（清明之气上升头面，阴浊之气下归二阴，象水流注）。以天地为之阴阳，阳之汗以天地之雨名之，阳之气以天地之疾风名之。暴气象雷，逆气象阳。《阴阳应象大论》

【素】诸脉者皆属于目（脉为血府，故久视伤血。《灵枢·口问篇》：目者，宗脉之所聚也。按：膀胱脉起目内眦，胃脉系目系，胆脉起目锐眦，小肠、三焦脉至目锐眦，心脉系目系，肝脉连目系是也），诸髓者皆属于脑（脑为髓海），诸筋者皆属于节（节有三百六十五会，而筋络其间，故久行伤筋），诸血者皆属于心（心生血，为血海），诸气者皆属于肺（肺藏气），此四肢八溪之朝夕也（吴注：即潮汐之义，每肢有二溪）。故人卧血归于肝（肝藏血，动则运，静则藏），肝受血而能视（目为肝窍），足受血而能步，掌受血而能握，指受血而能摄（血能养筋骨利关节）。卧出而风吹之，血凝于肤者为痹（顽痹），凝于脉者为泣（涩），凝于足者为厥（逆冷），此三者，血行而不得反其空（孔，经隧也），故为痹厥也。人有大谷十二分，小溪三百五十四名，少十二俞，此皆卫气之所留止，邪气之所客也（大经所会为大谷十二分，十二经之部分也；小络所会为小溪穴，有三百六十五，除十二俞，止三百五十三名，四字误也。十二俞，膀胱经之肺俞，心俞，脾俞，肝俞，肾俞，厥阴俞，胆俞，胃俞，三焦俞，大肠俞，小肠俞，膀胱俞也）。《五脏生成篇》

【灵】受谷者浊，受气者清，清者注阴，浊者注阳。浊而清者，上出于咽；清而浊者则下行。清浊相干，命曰"乱气"。夫阴清而阳浊，浊者有清，清者有浊（《本经》俱言"阳清阴浊"，此言"阴清阳浊"者，盖以脏阴而腑阳，脏清而腑浊也）。清者上注于肺，浊者下走于胃。胃之清气（浊中有清），上出于口。肺之浊气（清中有浊），下注于经，内积于海（气血诸海）。手太阳（小肠）独受阳之浊，手太阴（肺）独受阴之清。其清者上走空窍（耳目口鼻），其浊者下行诸经。诸阴皆清，足太阴（脾）独受其浊。《阴阳清浊》

【灵】五脏六腑之精气，皆上注于目而为之精，精之窠（音科）为眼，骨之精为瞳子（肾，水轮），筋之精为黑眼（肝，风轮），血之精为络（心，血轮），其窠气之精为白眼（肺，气轮），肌肉之精为约束（脾，肉轮）。裹撷筋骨血气之精，而与脉并为系，上属于脑，后出于项中。故邪中于项，因逢其身之虚，其入深，则随眼系以入于脑则脑转，脑转则引目系急，目系急则目眩以转矣。精散则视歧，视歧见两物。目者，五脏六腑之精也，营卫魂魄之所常营也，神气之所生也。故神劳则魂魄散，志意乱，是故瞳子黑眼法于阴，白眼赤脉法于阳也，故阴阳合传而精明也。目者，心使也；心者，神之舍也。故精神乱而不转，卒然见非常处，精神魂魄散不相得，故曰惑也。《大惑论》

【灵】手面与身形也，天寒则裂地凌冰，或手足懈堕，然而其面不衣何也？曰：十二经脉，三百六十五络，其血气皆上于面而走空（孔同）窍，其精阳气上走于目而为睛，其别气走于耳而为听，其宗气上出于鼻而为臭（即气也），其浊气出于胃，走唇舌而为味，其气之津液，皆上熏于面，而皮又厚，其肉坚，故天热甚寒（"天"当作"大"），不能胜之也。（《难经》曰：头者，诸阳之会也，诸阴脉皆至颈胸中而还，独诸阳脉皆上至头耳，故令面耐寒也）《邪气脏腑病形》

【素】天不足西北，故人右耳目不如左明也；地不满东南，故人左手足不如右强也。东方阳也，阳者其精并于上，则上明而下虚，故使耳目聪明而手足不便也；西方阴也，阴者其精并于下，则下盛而上虚，故其耳目不聪明而手足便也。故俱感于邪，其在上则右甚，在下则左甚，此天地阴阳所不能全也。《阴阳应象大论》

【素】平旦至日中，天之阳，阳中之阳也；日中至黄昏，天之阳，阳中之阴也；合夜至鸡鸣，天之阴，阴中之阴也；鸡鸣至平旦，天之阴，阴中之阳也，故人亦应之。夫言人之阴阳，则外为阳，内为阴。言人身之阴阳，则背为阳，腹为阴。言脏腑中阴阳，五脏皆为阴，六腑皆为阳。故背为阳，阳中之阳心也，阳中之阴肺也；腹为阴，阴中之阴肾也，阴中之阳肝也，阴中之至阴脾也。此皆阴阳表里，内外雌雄相输应也，故以应天之阴阳也。《金匮真言论》

【灵】胃欲寒饮（恶热），肠欲热饮（恶寒。《杂病》篇：齿痛不恶清饮，取足阳明；恶清饮，取手阳明）。《师传》

经络第二

【灵】人始生，先成精，精成而脑髓生。骨为干，脉为营，筋为刚，肉为墙，皮肤坚而毛发长。谷入于胃，脉道以通，血气乃行。经脉者，所以能决死生，处百病，调虚实，不可不通。

肺手太阴之脉起于中焦（中脘），下络大肠（肺与大肠为表里），还循胃口（胃之上脘），上膈（人心下有膈膜，遮隔浊气，不使上熏心肺）属肺。从肺系（即喉咙）横出腋下（肩下胁上曰腋），下循臑内（肩肘之间为臑，音柔），行少阴心主（心，心包）之前，下肘中（臑尽处为肘），循臂内上骨下廉（肘以下为臂），入寸口（关前动脉为寸口），上鱼，循鱼际（掌骨之前，大指之后，肉隆起处，统谓之鱼，鱼际，其间穴名），出大指之端（至少商穴而止，《经别篇》又云：上出缺盆，循喉咙）。其支者，从腕后（臂骨尽处为腕）直出次指内廉，出其端（从腕后列缺穴，交手阳明经，以至商阳穴）。是动，则病肺胀满，膨膨而喘咳，缺盆中痛（肩下横骨陷中，阳明胃穴），甚则交两手而瞀（音茂，迷乱也），此为臂厥。是主肺所生病者，咳，上气，喘（本经病），渴（金不生水），烦心（心脉上肺），胸满（脉贯膈，布胸中），臂内前廉痛（脉循臑臂），厥（臂厥），掌中热（心包部分，脉行少阴心主之前），气盛有余，则肩背痛（背为手太阴部分，一作臂）。风寒汗出中风，小便数而欠（肺热则便数而短，为母病及子）。气虚则肩背痛（一作臂）寒（畏寒），少气不足以息（本经病），溺色变（母邪及子）。

大肠手阳明之脉，起于大指次指之端（大指之第二指，即食指也），循指上廉，出合谷两骨之间（合谷一名虎口，本经穴），上入两筋之中（阳溪穴），循臂上廉，入肘外廉，上臑外前廉，上肩，出髃（音鱼）骨之前廉（肩髃骨，又穴名，在肩端两骨间），上出天柱骨之会上（天柱骨，膀胱经，至此会于大椎），下入缺盆（足阳明穴，肩下横骨陷中），络肺（大肠与肺为表里），下膈，属大肠。其支者，从缺盆上颈，贯颊，入下齿中，还出挟口，交人中，左之右，右之左，上挟鼻孔（至迎香穴而终。《经别篇》又云：循喉咙。本篇后又云：其别者入耳，合于宗脉）。是动，则病齿痛（脉入齿缝），颈肿（脉上颈），是主津液所生病者（大肠主津），目黄（大肠内热），口干（无津），鼽（鼻流清涕）衄（鼻血），喉痹（金燥），肩前臑痛，大指次指痛不用（不能举用，皆脉所过），气有余则当脉所过者热肿，虚则寒栗不复。

胃足阳明之脉，起于鼻之交頞中（山根），旁约（一作纳）太阳之脉（睛明之分），下循鼻外，上入齿中（上齿），还出挟口环唇，下交承浆（下唇陷中，足阳明脉之会），却循颐后下廉（腮下为颔，颔下为颐），出大迎（颔前本经穴），循颊车（耳下曲颊端），上耳前，过客主人（足少阳经穴，在耳前起骨），循发际至额颅（发际下为额颅）。其支者，从大迎前下人迎（一名五会，结喉旁一寸五分动脉，可以候五脏气），循喉咙（本篇又云：上络头项，下络喉嗌），入缺盆（肩下横骨陷中），下膈属胃络脾（相为表里。昂按：此乃正经，何以反属支脉？）。其直者，从缺盆下乳内廉，下挟脐，入气街中（即气冲，本经穴，在归来下一寸动脉。《卫气》篇云：胸气有街，腹气有街，头气有街，胫气有街。街，犹路也）。其支者，起于胃口，下循腹里，下至气街中而合（与前脉相合）。以下髀关，抵伏兔（股内为髀，髀前膝上六寸起肉处为伏兔，伏兔后为髀关），下膝膑中（挟膝筋中为膑），下循胫外廉，下足跗（足面），入中指内间。其支者，下廉三寸而别，下入中指外间。其支者，别跗上，入大指间出其端（至厉兑穴而终，以交于手太阴。昂按：此亦正经，何以又属支脉？《经别》篇又云：上通于心，循咽出口，上頞頗，还系目系）。是动，则病洒洒振寒（《疟论》曰：阳明虚则寒栗鼓颔），善呻，数欠，颜黑（土克水），病至则恶人与火（《素问·脉解篇》：阳明气血盛，热甚则恶人与火），闻木声则惕然而惊，心欲动（阳明土，恶木也），独闭户塞牖而处（《素问·脉解篇》：阴阳相薄也，阳尽而阴盛，故欲独闭户牖而处也），甚则欲上高而歌，弃衣而走（《素问·脉解篇》：四肢者，诸阳之本也，阳盛则四肢实，实则能登高也，热盛于身，故弃衣而走也），贲响腹胀（脉循腹里，水火相激，故有声及胀），是为骭厥（胫骨为骭）。是主血所生病者（血分），狂疟温淫汗出（阳明法多汗），鼽衄（胃热上行），口喝，唇胗（胗同，唇疡也，脉挟口环唇），颈肿（脉循颐出大迎），喉痹（脉循喉咙），大腹水肿（胃衰，土不制水），膝膑肿痛（脉下膝膑），循膺（膺窗）乳（乳中，乳根，皆本经穴）、气街、股、伏兔、骭外廉，足跗上皆痛，中指不用（皆经脉所过）。气盛，则身以前皆热（阳明行身之前），其有余于胃，则消谷善饥（火盛中消），溺色黄（胃热下入膀胱）。气不足，则身以前皆寒栗，胃中寒，则胀满（寒胀）。

脾足太阴之脉，起于大指之端（足大指隐白穴），循指内侧白肉际，过核骨后（俗名孤拐骨，足跟后两旁起骨也），上内踝前廉（胫两旁内外曰踝），上踹内（《玉篇》曰：足跟也。一作腨，又名腓，足肚也），循胫骨后，交出厥阴（足厥阴脉）之前，上膝股内前廉，入腹，属脾络胃（相为表里），上膈，挟咽，连舌本，散舌下。其支者，复从胃别上膈，注心中（五脏皆心中）。是动，则病舌本强（连舌本），食则呕，胃脘痛（络胃），腹胀善噫（即嗳。《口问》篇：寒气客于胃，厥逆从下上散，复出于胃，故噫），得后与气（大便出屁），则快然如衰（病衰），身体皆重（脾主肉）。是主脾所生病者，舌本痛，体不能动摇（即上文体重而甚者），食不下（脾主食），烦心（脉注心中），心下急痛（即胃脘痛），溏（便溏）瘕泄（瘕积泄泻），水闭黄疸（湿热不得泄，黄，脾色），不能卧（胃不和，则卧不安），强立，股膝内肿（脾主四肢，脉行股膝），厥，足大指不用（经脉所起）。

心手少阴之脉，起于心中，出属心系（心系上与肺通，由肺叶而下，曲折向后，贯脊髓，通于肾，盖五脏皆通于心，而心亦通五脏），下膈，络小肠（小肠与心为表里）。其支者，从心系上挟咽系目系（《经别》篇又云：走喉咙，出于面，合目内眦。本篇又云：别脉系舌本）。其直者，复从心系却上肺，下出腋下（极泉穴），下循臑内后廉，行太阴（肺）心主（心包）之后，下肘内，循臂内后廉，抵掌后锐骨之端，入掌内后廉，循小指之内出其端（至少冲穴而终，以交于手太阳。滑伯仁曰：心为君主，尊于他脏，故其交经授受，不假支别）。是动，则病嗌干（挟咽），心痛，渴而欲饮（心火），是为臂厥（脉循臑臂）。是主心所生病者，目黄（系目系，合目眦），胁痛（脉出胁下），臑臂内后廉痛（脉循臑臂后廉），厥，掌中热痛（心主包络所属，病同）。

小肠手太阳之脉，起于小指之端（手小指少泽穴，接少阴心经），循手外侧上腕（臂骨尽处为腕），出踝中（腕下兑骨为踝），直上循臂骨下廉，出肘内侧两筋之间，上循臑外后廉，出肩解（脊两旁为膂，膂上两角为肩解），绕肩胛（肩解下成片骨），交肩上（上会大椎，乃左右相交于肩上），入缺盆，络心，循咽下膈，抵胃，属小肠（小肠与心为表里）。其支者，从缺盆循颈上颊，至目锐眦（目外角为锐眦），却入耳中（至本经听宫穴而终）。其支者，别颊上䪼（目下为䪼），抵鼻，至目内眦（内角），斜络于颧（而交足太阳经）。是动，则病嗌痛颔肿，不可以顾（挟咽循颈），肩似拔，臑似折（出肩循臑）。是主液所生病者（小肠主液），耳聋（脉入听宫），目黄（脉至目眦），颊肿（上颊），颈、颔、肩、臑、肘臂外后廉痛。

膀胱足太阳之脉，起于目内眦（睛明穴，为手足太阳、少阳、阳明五脉之会），上额交巅（顶百会穴）。其支者，从巅至耳上角。其直者，从巅入络脑，还出别下项（脑后为项，两旁为颈，前为喉），循肩膊内（肩后之下为膊），挟脊（行脊骨两旁第一行，相去各一寸五分），抵腰中（尻上横骨为腰），入循膂（挟脊肉为膂。《经别》篇又云：循膂当心入散），络肾，属膀胱（相为表里）。其支者，从腰中下挟脊贯臀，入腘中（脊中行上、次、中、下髎等处，膝后曲处为腘）；其支者，从膊内左右别下，贯胛，挟脊内（脊两旁第二行，相去各三寸，自天柱而下，从膊左右下贯胛膂，历尻臀，至髀枢），过髀枢（股外为髀，捷骨下为髀枢），循髀外，从后廉下合腘中（与前入腘者合），以下贯腨内（足肚），出外踝之后，循京骨（本经穴，足外侧赤白肉际），至小指外侧（至阴穴，以交足少阴肾经）。是动，则病冲头痛（上额，交巅络脑），目似脱，项如拔（脉起目眦下项），脊痛，腰似折（挟脊抵腰），髀不可以曲（脉过髀枢），腘如结，臑如裂（入腘贯臑），是为踝厥（脉行外踝）。是主筋所生病者（"主筋"义未详。按：太阳病多痉急，如上症，皆风伤筋也），痔（脉入肛），疟（太阳疟），狂癫疾（《癫狂》篇亦有刺太阳经者），头囟项痛，目黄泪出（皆脉所过），衄（清涕曰衄，鼻血曰衄。太阳经气不能循经，上冲于脑，下为衄衄），项背腰尻腘腨脚皆痛，小指不用（足小指皆经脉所过）。

肾足少阴之脉，起于小指之下，邪趋足心（涌泉穴），出于然谷（本经穴，足踝前大骨陷中）之下，循内踝之后，别入跟中（后跟），以上腨内（足肚），出腘内廉（膝后曲处），上股内后廉，贯脊（会于督脉长强穴），属肾络膀胱（相为表里。《经别》篇又云：当十四椎，出属带脉）。其直者，从肾上贯肝膈，入肺中，循喉咙，挟舌本（络于横骨，终于会厌）。其支者，从肺出络心，注胸中（胸之膻中，以交手厥阴心包经）。是动，则病饥不欲食（虚火盛则饥，脾弱则不欲食），面如漆柴（肾色黑，柴，瘦也），咳唾则有血（脉入肺，故咳唾中有血，为肾损），喝喝而喘（肾气上奔），坐而欲起（阴虚不宁），目𥈈𥈈如无所见（瞳子属肾，水亏故也），心如悬，若饥状（脉络心）。气不足则善恐（恐为肾志），心惕惕如人将捕之，是为骨厥（肾主骨）。是主肾所生病者，口热舌干咽肿（俱肾火），上气（肾水溢于皮肤而肿），嗌干及痛（循喉咙，挟舌本），烦心，心痛（脉络心），黄胆（肾水反乘脾土，或为女劳疸），肠澼（《素问·大奇论》：肾脉小沉搏，为肠澼下血），脊股内后廉痛（经脉行足之后），痿（骨痿）厥（下不足则厥而上），嗜卧（少阴病，但欲寐），足下热而痛（脉起足心涌泉）。

心主手厥阴心包络之脉，起于胸中，出属心包络（居心之下），下膈，历络三焦（三焦心包相表里。《邪客》篇曰：上入于胸中，内络于心肺）。其支者，从胸中出胁，下腋三寸（天池穴，自此至中冲，皆本经穴），上抵腋，下循臑内（天泉穴），行太阴（肺）少阴（心）之间（二经中间），入肘中（曲泽穴，肘内廉陷中），下臂，行两筋之间（大陵穴，掌后两筋间横纹陷中），入掌中（劳宫穴），循中指出其端（中冲穴）。其支者，别掌中，循小指次指出其端（小指之次指，无名指也，至此交手少阳三焦经。《经别》篇又云：循喉咙，出耳后）。是动，则病手心热，臂肘挛急，腋肿，甚则胸胁支满（皆经脉所过），心中憺憺大动（心主上承心君，故病略同），面赤（赤为心色），目黄（目为心使），喜笑不休（心有余则笑不休）。是主脉所生病者（心主脉），烦心，心痛，掌中热（本经病）。

三焦手少阳之脉，起于小指次指之端（无名指关冲穴），上出两指之间，循手表腕（臂骨尽处为腕，循本经阳池穴），出臂外两骨之间（天井穴），上贯肘（臑尽处为肘），循臑外上肩（膊下对腋为臑），而交出足少阳之后（胆经），入缺盆（肩下横骨陷中），布膻中（上焦两乳中间），散络心包，下膈，循属三焦（与心包相表里）。其支者，从膻中上出缺盆，上项，系耳后直上，出耳上角，以屈下颊至颐（目下为颐）。其支者，从耳后入耳中，出走耳前，过客主人（足少阳穴，耳前上廉起骨）前，交颊至目锐眦（而交足少阳胆经）。是动，则病耳聋，浑浑焞焞（脉入耳中），嗌肿喉痹（少阳相火）。是主气所生病者（气分、三焦、心包，皆主相火），汗出（火蒸为汗），目锐眦痛，颊肿，耳后肩臑肘臂外皆痛，小指次指不用（皆经脉所过）。

胆足少阳之脉，起于目锐眦（瞳子髎穴，去眦五分），上抵头角，下耳后，循颈行手少阳（三焦）之前，至肩上，却交出手少阳之后，入缺盆。其支者，从耳后入耳中（过小肠听宫穴），出走耳前，至目锐眦后（瞳子髎之分）。其支者，别锐眦，下大迎（胃经穴，在颔前一寸三分动脉陷中），合于手少阳（三焦），抵于颐，下加颊车，下颈，合缺盆（与前入者相合），以下胸中，贯膈，络肝属胆（相为表里），循胁里（腋下为胁，又名胠），出气街（即气冲，毛际两旁动脉），绕毛际（曲骨之外为毛际），横入髀厌（即髀枢）中。其直者，从缺盆下腋，循胸过季胁（胁骨之下为季胁，即肝经章门穴），下合髀厌中，以下循髀阳（循髀外，行太阳阳明之间），出膝外廉，下外辅骨（髀骨为辅骨）之前，直下抵绝骨之端（外踝上为绝骨），下出外踝之前，循足跗上（足面），入小指次指之间（足第四指窍阴穴而终。《经别》又云：上肝贯心，以上挟咽，出颐颔中，散于面，系目系）。其支者，别跗上，入大指之间，循大指歧骨内出其端（足大指本节后为歧骨），还贯爪甲，出三毛（大指爪甲后为三毛，以交于足厥阴肝经）。是动，则病口苦（胆味为苦，火亦作苦），善太息（木气不舒），心胁痛，不能转侧（脉贯心，胁为肝胆往来之道，盖太阳行身后，阳明行身前，少阳行身侧也），甚则面微有尘，体无膏泽（木郁不能敷荣），足外反热（出膝外廉，外辅骨外踝），是为阳厥（少阳气逆）。是主骨所生病者（骨病未详。按：全元起云：少阳者，肝之表，肝主筋，筋会于骨，是少阳之经气所荣，故云），头痛（脉上头角，故偏头痛，属少阳病），颔痛（脉加颊车），目锐眦痛（脉起锐眦），缺盆中肿痛，胁下肿（经脉所过），马刀侠瘿（颈项胁腋所生疮疡，少阳部分，坚而不溃），汗出（少阳相火），振寒疟（少阳居半表半里，故疟病寒热，必属少阳），胸胁肋髀膝外，至胫绝骨外踝前，及诸节皆痛（皆经脉所过，按少阳行身侧，故本篇多用"外"字）。

肝足厥阴之脉，起于大指丛毛之际（大敦穴），上循足跗上廉，去内踝一寸（中封穴），上踝八寸，交出太阴（脾）之后，上腘内廉，循股阴（股内之阴包、五里、阴廉穴），入毛中，过阴器（入阴毛中，左右环绕阴器），抵小腹，挟胃，属肝络胆（相为表里）。上贯膈，布胁肋，循喉咙之后，上入颃颡（咽颡。篇后又曰：脉络于舌本），连目系，上出额，与督脉会于巅（顶上百会穴）。其支者，从目系下颊里，环唇内（行任脉之外，交环于唇口）；其支者，复从肝别贯膈，上注肺（行中焦中脘之分，以交于手太阴经）。是动，则病腰痛（肝肾为子母之脏，腰痛为母病及子），不可以俯仰（木曰曲直，筋病故然），丈夫㿗疝（脉络阴器），妇人少腹肿（脉抵小腹，妇人亦有疝，但不名疝而名瘕），甚则嗌干（脉循喉咙），面尘脱色（木病不能生荣）。是（本缺"主"字）肝所生病者，胸满（脉上贯膈），呕逆（木火冲胃），飧泄（木盛克土），狐疝（脉环阴器），遗溺（肝虚），闭癃（肝火）。《经脉》篇

【素】任脉者（任、冲、督，皆奇经八脉之一），起于中极之下（脐下四寸，穴名中极。任脉在中极下，始于二阴之交。会阴之穴，任由会阴而行腹，督由会阴而行背），以上毛际，循腹里（中极穴），上关元（穴名，脐下三寸），至咽喉上颐（循承浆而络于齿龈），循面入目（入目下而络于承泣）。

冲脉者，起于气街（足阳明经穴，在毛际两旁），并少阴之经（肾经。《灵枢·动输》篇：冲脉与肾之大络，起于肾下，出于气街。《难经》《甲乙经》并作阳明经），挟脐上行，至胸中而散（任脉当脐中而上，冲脉夹脐旁而上，《灵枢·五音五味》篇：冲脉、任脉皆起于胞中，上循背里，为经络之海。其

浮而外者，循腹右上行，会于咽喉，别而络唇口。血气盛则充肤热肉，血独盛则淡渗皮肤，生毫毛）。

任脉为病，男子内结七疝，女子带下瘕聚（七疝：寒、水、筋、血、气、狐、癫也。又《灵》《素》有心疝、肺疝、肝疝、脾疝、肾疝，及厥疝、冲疝、瘕疝、癃疝、狐疝，是则五脏皆有疝，不独肾阴也。带下瘕聚，即妇人之疝）。

冲脉为病，逆气里急（冲任行腹里，故病在内，气有余故逆，血不足故急）。

督脉为病，脊强反折（督脉行背，故病在脊。冲、任、督之脉，一源而三歧，皆起于胞中，故《经》亦有谓冲脉为督脉者。古图经有以任脉循背谓之督，自少腹直上者谓之任，亦谓之督也。今人率以行身背者为督，行身前者为任，从中分者为冲也）。

督脉者（总督一身之阳），起于少腹以下骨中央，女子入系廷孔（阴廷之孔，即窍漏也）。其孔，溺孔之端也。其络循阴器（络女子之阴器），合篡间（二阴之间），绕篡后（肛门之后），别绕臀至少阴（肾经），与巨阳（太阳膀胱）中络者，合少阴，上股内后廉，贯脊属肾（督脉之绕臀者，与太阳、少阴相合而行），与太阳起于目内眦，上额交巅，上入络脑，还出别下项，循肩膊内，挟脊抵腰中，入循膂络肾（此督脉并太阳而行者）。其男子循茎（男子阴器），下至篡，与女子等。其少腹直上者，贯脐中央，上贯心入喉，上颐环唇，上系两目之下中央（此督脉并任脉而行者。王注云：由此观之，三脉异名而同体也）。此生病，从少腹上冲心而痛（其气冲上），不得前后（大小便），为冲疝（此督脉为病同于冲脉者）。其在女子不孕（冲为血海，任主胞胎，二经病，故不孕），癃、痔、遗溺、嗌干（此督脉为病同于冲任者，以其脉上循喉咙，下循阴器，合篡间，绕篡后，故然也。所谓任者，女子得之以任养也；冲者，其气上冲也；督者，督领经脉之海也）。《骨空论》

【灵】跷脉者（奇经八脉，有阳跷、阴跷），少阴之别（阴跷为足少阴肾之别脉），起于然骨之后（足内踝大骨之下，照海穴），上内踝之上，直上，循阴股入阴，上循胸里，入缺盆，上出人迎之前（胃经穴，颈旁挟喉动脉），入頄（颧也），属目内眦（睛明穴），合于太阳、阳跷而上行（阳跷，始于膀胱经之申脉穴，足外踝下陷中）。气并相还（二气相并周旋），则为濡（润泽），目气不荣，则目不合。《脉度》

【灵】脾之大络，名曰大包，出渊液（腋下穴，属胆经）下三寸，布胸胁。实则身尽痛，虚则百节尽皆纵（《经脉》本篇又曰：手太阴之别曰列缺，手少阴之别曰通里，手心主之别曰内关，手太阳之别曰支正，手阳明之别曰偏历，手少阳之别曰外关，足太阳之别曰飞扬，足少阳之别曰光明，足阳明之别曰丰隆，足太阴之别曰公孙，足少阴之别曰大钟，足厥阴之别曰蠡沟，任脉之别曰尾翳，督脉之别曰长强，合脾之大包，名十五络）。《经脉》

【素】胃之大络，名曰虚里，贯膈络肺，出于左乳下，其动应衣，脉宗气也（宗，尊也，主也。土为物母，为十二经脉之宗），盛喘数绝者，则病在中；结而横，有积矣；绝、不至，曰死。乳之下，其动应衣，宗气泄也（动甚则气泄）。《平人气象论》

【素】圣人南面而立，前曰广明，后曰太冲（王注曰：南方火位，阳气盛大，故曰大明。在人则心藏在南，故谓前。太冲即冲脉，在下在北，故曰后，少阴肾脉，与之合而盛大也）。太冲之地，名曰少阴；少阴之上，名曰太阳（肾脏为阴，脉行足小指之下；膀胱腑为阳，脉行足小指外侧，相为表里）。太阳根起于至阴（穴在足小指外侧），结于命门（《灵枢》曰：目也，即睛明穴），名曰阴中之阳。中身而上，名曰广明；广明之下，名曰太阴（腰以上为天，腰以下为地。广明，心脏下，即太阴脾脏也）；太阴之前，名曰阳明（阳明胃脉，行太阴脾脉之前，相为表里）。阳明根起于厉兑（穴在足大趾次趾之端），名曰阴中之阳。厥阴之表，名曰少阳（胆脉行肝脉之分外，肝脉行胆脉之位内，相为表里）。少阳根起于窍阴（穴在足小趾次趾之端），名曰阴中之少阳。是故三阳之离合也（吴注：行表行里谓之离，阴阳配偶谓之合），太阳为开，阳明为阖，少阳为枢（太阳在表，敷布阳气；阳明在表之里，收纳阳气；少阳在表里之间，转输阳气。《灵枢》三句同）。三经者，不得相失也，搏而勿浮，命曰一阳（吴注：搏手冲和，无复三阳之别）。外者为阳，内者为阴（阳脉行表，阴脉行里），然则中为阴（阴主内），其冲在下，名曰太阴（脾脉在冲脉之上）。太阴根起于隐白（穴在足大趾端），名曰阴中之阴。太阴之后，名曰少阴（肾脉行脾之后）。少阴根起于涌泉（穴在足心），名曰阴中之少阴。少阴之前，名曰厥阴（厥阴肝脉，上踝八寸，交出太阴脾经之后，始行少阴肾经之前，前此则否）。厥阴根起于大敦（穴在足大趾三毛中），阴之绝阳（厥阴主十月，为阳之尽），名曰阴之绝阴（三阴三阳，至此经为尽处）。是故三阴之离合也，太阴为开，厥阴为阖，少阴为枢（太阴为至阴，敷布阴气；厥阴阴之尽，受纳阴气；肾气不充，则开阖失常，故为枢）。三经者，不得相失也，搏而勿沉，命曰一阴（阴阳数之可千，推之可万，然其要则本之一阴一阳。张子所谓"一故神，两故化"也）。《阴阳离合论》

【素】阳明，两阳合明也（三月辰，主左足阳明；四月巳，主右足阳明。为两阳合明）。厥阴，两阴交尽也（九月戌，主右足厥阴；十月亥，主左足厥阴。为两阴交尽）。《至真要大论》

【素】三阳为父（三阳，太阳也，总督诸阳），二阳为卫（二阳，阳明也，御邪扶生），一阳为纪（一阳，少阳也，纲纪形气）。三阴为母（三阴，太阴也，育养资生），二阴为雌（二阴，少阴也，为牝脏），一阴为独使（一阴，厥阴也，善谋虑为使）。《阴阳类论》

【灵】营气之道，内谷为宝（气之清者为营，成于水谷，所化精微之气）。谷入于胃，乃传之肺（脾为传精于肺），流溢于中，布散于外（肺为传相，为布散于中外）。精专者，行于经隧（精之专者化为营，循行正经之隧道），常营无已，终而复始，是谓天地之纪。故气从太阴（营气之行，每日从手太阴肺始）出，注手阳明（大肠经），上行注足阳明（胃经），下行至跗上（足面），注大指间，与太阴合（足大趾隐白穴，合足太阴），上行抵髀（股髀内廉），从髀注心中，循手少阴（心），出腋下臂，注小指（手小指，心经少泽穴），合手太阳（至小指外侧，合小肠经），上行乘腋，出頔内（目下），注目内眦（睛明穴，足太阳膀胱经）。上巅，下项，合足太阳（膀胱经），循脊下尻（脊骨尽处），下行注小指之端（足小趾，膀胱经至阴穴），循足心（斜趋足心，肾经涌泉穴），注足少阴，上行注肾，从肾注心（手厥阴心包经），外散于胸中。循心主脉（即心包络），出腋下臂，出两筋之间（心包经大陵穴），入掌中（劳宫穴），出中指之端（中冲穴，心包经尽处），还注小指次指之端（手第四指关冲穴，属手少阳三焦经），合手少阳（三焦），上行注膻中（两乳中间），散于三焦，从三焦注胆，出胁注足少阳（胆经），下行至跗上（足面），复从跗注大指间（足厥阴肝经大敦穴），合足厥阴，上行至肝（至此而终）。从肝上注肺（复行肺经），上循喉咙，入颃颡之窍（咽颡），究于畜门（未详。新校正云：疑即贲门）。其支别者，上额，循巅，下项中，循脊入骶（音邸，脊骨尽处），是督脉也，络阴器，上过毛中，入脐中，上循腹里，入缺盆（马注：此任脉也），下注肺中，复出太阴（终而复始）。此营气之所行也，逆顺之常也（顺行逆行，皆合常数）。《营气》

【灵】人受气于谷，谷入于胃，以传与肺，五脏六腑，皆以受气（胃升精于肺，肺散精于脏腑）。其清者为营，浊者为卫（《素问》曰：营者，水谷之精气；卫者，水谷之悍气），营在脉中（阴性精专，随宗气以行于经隧之中），卫在脉外（阳性慓悍滑利，不入于脉，而自行于皮肤分肉之间。《卫气》篇曰：其浮气之不循经者，为卫气；其精气之行于经者，为营气），周营不休，五十而复大会，阴阳相贯，如环无端。卫气行于阴二十五度，行于阳二十五度，分为昼夜，故气至阳而起，至阴而止。故曰：日中而阳陇（如陇高起），为重阳；夜半而阴陇，为重阴。故太阴主内，太阳主外，各行二十五度，分为昼夜。夜半为阴陇，夜半后而为阴衰，平旦阴尽，而阳受气矣。日中而阳陇，日西而阳衰，日入阳尽而阴受气矣。夜半而大会（阴阳交会），万民皆卧，命曰合阴。平旦阴尽，而阳受气，如是无已，与天地同纪。《营卫生会》

【灵】阳主昼，阴主夜，故卫气之行，一日一夜，五十周于身。昼日行于阳二十五周，夜行于阴二十五周，是故平旦阴尽，阳气出于目（睛明穴，太阳经），目张则气上行于头，循项下足太阳（膀胱经始），循背下至小指之端（足小趾至阴穴）。其散者（在头而散者），别于目锐眦，下手太阳（小肠经），下至手小指之间外侧（本经少泽穴）。其散者，别于目锐眦，下足少阳（胆经之瞳子髎），注小指次指之间（足第四趾之窍阴穴），以上循手少阳之分侧（三焦经），下至小指之间（小指次指之端，即无名指之关冲穴）。别者以上至耳前，合于颔脉，注足阳明（胃经），以下行至跗上，入五指（当作次趾）之间（本经厉兑穴）。其散者，从耳下，下手阳明（大肠经之迎香穴，在鼻旁），入大指（当作次指）之间（本经商阳穴），入掌中，其至于足也，入足心（少阴肾经涌泉穴，交于阴），出内踝，下行阴分，复会于目（夜行阴分，至明日复会于足太阳睛明穴），故为一周（一日一夜，水下百刻，而五十度毕）。阳尽于阴，阴受气矣。其始入于阴，常从足少阴注于肾（气行于阴则寐，故少阴病但欲寐），肾注于心（手少阴），心注于肺（手太阴），肺注于肝（足厥阴），肝注于脾（足太阴），脾复注于肾为周（阴分有五脏，而缺手厥阴心包经。按：《邪客》篇言：少阴脉曰，诸邪之在心者，皆在于心包络，其余脉出入屈折，行之疾徐，皆如手少阴心主之脉行也）。人气行于阴脏一周，亦如阳行之二十五周，而复合于目

（又自睛明穴起）。《卫气》

【灵】营出于中焦（中脘穴为中焦，胃中谷气传化精微为血），卫出于下焦（脐下一寸阴交穴为下焦，其阳气上升为卫气），愿闻三焦之所出。曰：上焦出于胃上口（上焦即膻中，宗气积焉，胃口上脘当其分），并咽（上喉咙，司呼吸）以上，贯膈而布胸中（即膻中之分），走腋，循太阴之分而行（手太阴肺经），还至阳明（行手阳明大肠），上至舌，下足阳明（胃经，又行脾，行心，行小肠、膀胱、肾、心包、三焦、胆、肝，复行于手太阴肺），常与营俱行于阳二十五度，行于阴亦二十五度，一周也，故五十度而复大会于手太阴矣（此言上焦宗气，与营气同行于经隧之中）。中焦亦并胃中（胃之中脘），出上焦之后（之下），此所受气者，泌糟粕（泌别糟粕下行），蒸津液（蒸腾津液上行），化其精微，上注于肺脉，乃化而为血，以奉生身，莫贵于此，故独得行于经隧，命曰营气（所谓营出中焦也）。

曰：夫血之与气，异名同类，何谓也？曰：营卫者，精气也（水谷之精气）；血者，神气也（精能生神，神无所丽，必依精血）。故血之与气，异名同类焉。故夺血者无汗，夺汗者无血。故人有两死，而无两生（汗者心之液，即血也。凡脱血者，无再发其汗。发汗者，无再去其血。若两伤之，则有两死，而无两生矣）。下焦者，别回肠（大肠），注于膀胱而渗入焉。故水谷者，常并居于胃中，成糟粕而俱下于大肠，而成下焦（三停分之，此居下焉），渗而俱下，济泌别汁，循下焦而渗入膀胱焉（其浊气下行，则为二便，其清气升于上中二焦者，则为卫气，而流行于六阴六阳也）。

上焦如雾（如雾之氤氲），中焦如沤（如沤之上浮），下焦如渎（如渎之蓄泄。按：本节仅言下焦如渎，而未及卫出于下焦），此之谓也（昂按：此岐黄所说三焦，在上中下三空处，古人所谓"有名无形"者是也。马玄台乃云：此不得为三焦，而割右肾以为三焦之府，窃谓五脏六腑，各有定位，肾居五脏之一，

本有两枚，焉得割其右者，另为一腑乎？于三焦三字之义，何以称焉？）。《营卫生会》

【灵】脉行之逆顺奈何（有自上而下者，有自下而上者）？曰：手之三阴，从脏走手（为顺。手太阴肺，从中府而走手大指之少商；少阴心，从极泉而走手小指之少冲；厥阴心包，从天池而走手中指之中冲）。手之三阳，从手走头（为顺。手阳明大肠，从手四指商阳而走头之迎香；太阳小肠，从手小指少泽而走头之听宫；少阳三焦，从手四指关冲而走头之丝竹空）。足之三阳，从头走足（为顺。足太阳膀胱，从头睛明而走足小趾之至阴；阳明胃，从头头维而走足次趾之厉兑；少阳胆，从头瞳子髎而走足四趾之窍阴）。足之三阴，从足走腹（为顺。足太阴脾，从足大趾隐白而走腹之大包；少阴肾，从足心涌泉而走腹之俞府；厥阴肝，从足大趾大敦而走腹之期门。若如此转行者，则为逆行也）。少阴之脉独下行何也（足之三阴，从足走腹，独少阴肾脉下行，与肝、脾直行者别）？曰：夫冲脉者，五脏六腑之海也，五脏六腑皆禀焉（冲为血海，故脏腑皆禀气）。其上者，出于颃颡（咽颡），渗诸阳，灌诸精（自下而上故曰渗）；其下者（复有下行者），注少阴之大络（肾之大络，名太冲穴，肾脉下行者，正以冲脉入肾之络，与之并行也），出于气街（冲脉起于肾下，出于阳明气冲穴，即气冲），循阴股内廉，入腘中（膝后曲处），伏行骭骨内，下至内踝之后属而别。其下者，并于少阴之经，渗三阴（肝、脾、肾）；其前者，伏行出跗，属下循跗，入大指间（循足面下涌泉，入足大趾），渗诸络而温肌肉（冲脉上灌下渗如是，所以为脏腑之海，而肾脉因之下行也）。《逆顺肥瘦》

【灵】手少阴之脉独无腧，何也（无治病之俞穴）？曰：少阴，心脉也。心者，五脏六腑之大主也，精神之所舍也，其脏坚固，邪弗能容也（心为君主，不易受邪）。容之则心伤，心伤则神去，神去则死矣（邪中于心，则立死）。故诸邪之在于心者，皆在于心之包络。包络者，心主之脉也，故独无腧焉（包络同于心主之脉，故即以

中医非物质文化遗产临床经典读本

心主名之)。少阴独无腧者，不病乎？曰：其外经病（经络），而脏不病（心脏），故独取其经于掌后锐骨之端（治其经者，独取掌后锐骨，本经之神门穴而已），其余脉出入屈折，其行之疾徐，皆如手少阴心主之脉行也（故治手少阴者，即治心包络经。按《九针篇》云：阳中之太阳，心也。其原出于大陵，大陵系心包经穴，以心包代心君行事，故不曰本经之神门，而曰心包之大陵，在掌后两筋间横纹陷中）。《邪客》

【素】春气在经脉（木气疏通），夏气在孙络（火气充满），长夏气在肌肉（土主肌肉），秋气在皮肤（肺主皮肤，其气轻清），冬气在骨髓中（肾主骨髓，其气沉深）。《四时刺逆从论》

【素】夫人之常数，太阳常多血少气，少阳常少血多气，阳明常多气多血，少阴常少血多气，厥阴常多血少气，太阴常多气少血（张注：人之脏腑，雌雄相合，自有常数。阳有余则阴不足，阴有余则阳不足，故太阳多血少气，则少阴少血多气；少阳少血多气，则厥阴多血多气；惟阳明气血皆多，盖水谷之海，血气之所从生。按《灵枢·五音五味》篇：厥阴常多气少血，太阴常多血少气，与此不同，当以《素问》为正）。足太阳与少阴为表里（膀胱、肾），少阳与厥阴为表里（胆、肝），阳明与太阴为表里（胃、脾），手太阳与少阴为表里（小肠、心），少阳与心主为表里（三焦、心包），阳明与太阴为表里（大肠、肺）。凡腑皆属阳主表，脏皆属阴主里。一阴一阳，一腑一脏，相为配合）。《血气形志篇》（《灵枢》同）

【灵】五脏五腧（腧，穴也。五者，井、荥、俞、经、合也），五五二十五腧；六腑六腧（六腑多原腧），六六三十六腧。经脉十二，络脉十五（五脏六腑，加心包为十二经，经有十二络穴，再加督之长强，任之尾翳，脾之大包，为十五络）。凡二十七气以上下，所出为井（如水始出，为井穴。肺少商，心少冲，肝大敦，脾隐白，肾涌泉，心包中冲，为木；大肠商阳，小肠少泽，胆窍阴，胃厉兑，膀胱至阴，三焦关冲，为金），所溜（流）为荥（流如小水，为荥穴。肺鱼际，心少府，肝行间，脾大都，肾然谷，心包劳宫，为火；大肠二间，小肠前谷，胆侠溪，胃内庭，膀胱通谷，三焦液门，为水），所注为输（一作腧，从此而注为输穴。肺太渊，心神门，肝太冲，脾太白，肾太溪，心包大陵，为土；大肠三间，小肠后溪，胆临泣，胃陷谷，膀胱束骨，三焦中渚，为水。此下六腑多原穴，大肠合谷，小肠腕骨，胆丘墟，胃冲阳，膀胱京骨，三焦阳池），所行为经（又从而行为经穴。肺经渠，心灵道，肝中封，脾商丘，肾复溜，心包间使，为金；大肠阳溪，小肠阳谷，胆阳辅，胃解溪，膀胱昆仑，三焦支沟，为火），所入为合（从此会合，为合穴。肺尺泽，心少海，肝曲泉，脾阴陵泉，肾阴谷，心包曲泽，为水，大肠曲泉，小肠少海，胆阳陵泉，胃三里，膀胱委中，三焦天井，为土）。二十七气所行，皆在五腧也。节之交，三百六十五会。所言节者，神气之所游行出入也，非皮肉筋骨也（欲行针者，当守其神，欲守神者，当知其节，此言刺法。然经穴所过，凡医皆当知之，故次于此）。《九针十二原》

【素】天有宿度，地有经水（地有十二经水），人有经脉（十二经脉）。天地温和，则经水安静；天寒地冻，则经水凝泣（涩）；天暑地热，则经水沸溢；卒风暴起，则经水波涌而陇起。夫邪之入于脉也，寒则血凝泣，暑则气淖泽，虚邪因而入客，亦如经水之得风也。经之动，脉其至也，亦时陇起，其行于脉中循循然，其至寸口中手也，时大时小，大则邪至，小则平，其行无常处，在阴与阳，不可为度。《离合真邪论》

卷 中

病机第三

【素】五气更立（五行之气），各有所胜，盛虚之变，此其常也。春胜长夏（季夏十八日为长夏，木克土），长夏胜冬（土克水），冬胜夏（水克火），夏胜秋（火克金），秋胜春（金克木），所谓得五行时之胜（五行皆以生时为胜），各以气命其脏（如春气属肝之类）。求其至也，皆归始春（至，气至也。吴注：春为四时之长，其气不合于时，则五脏更相克胜，邪僻多矣。《玉机真脏论》：春脉者，肝也，东方木也，万物之所以始生也），未至而至，此谓太过，则薄所不胜，而乘所胜也，命曰气淫（气有余，则侮所不胜，而乘其所胜。如木气有余，则反侮金，而乘脾土之类是也）。至而不至，此谓不及，则所胜妄行，而所生受病，所不胜薄之也，命曰气迫（气不足，则己所胜者无所畏而妄行，生己者遇妄行之克而受病，己所不胜者乘之而贼薄我。如木不足不能制土，土无所畏而妄行，生我之水被土凌而生病，己所不胜之金乘之而薄我也）。《六节藏象论》

【素】夫邪气之客于身也，以胜相加（邪气感人，皆以气胜相凌。如木病由金胜，土病由木胜之类），至其所生而愈（己所生者，如肝病愈于夏，心病愈于长夏之类），至其所不胜而甚（克己者，如肝病甚于秋，心病甚于冬之类），至其所生而持（生己者，如肝病持于冬，心病持于春之类），自得其位而起（逢己之旺，如肝病起于春，心病起于夏之类）。必先定五脏

之脉（如弦、钩、软、毛、石之类），乃可言间甚之时，死生之期也（皆以生克为断）。《脏气法时论》

【素】阴阳者，天地之道也，万物之纲纪，变化之父母，生杀之本始，神明之府也，治病必求其本（必先明于阴阳，凡人之脏腑气血，气之风寒暑湿，病之表里上下，脉之迟数浮沉，药之温平寒热，皆不外阴阳二义）。故积阳为天，积阴为地，阴静阳躁，阳生阴长，阳杀阴藏（《天元纪大论》曰：天以阳生阴长，地以阳杀阴藏。新校正云：干阳也，位戌亥，九月十月，万物之所收杀也，孰谓无阳杀之理哉！）。阳化气，阴成形，寒极生热，热极生寒（阴阳之理，极则变生，即大《易》"老变而少不变"之义）。寒气生浊，热气生清。清气在下，则生飧泄；浊气在上，则生䐜胀。此阴阳反作，病之逆从也（阴阳相反，清浊易位，则为逆，顺则为从矣）。故清阳为天，浊阴为地，地气上为云，天气下为雨；雨出地气，云出天气（天地相交，云行雨施，而后能化生万物。以人言之，饮食入胃，游溢精气，上输于脾，脾气散精，上归于肺，是地气上为云也。肺行下降之令，通调水道，下输膀胱，水精四布，是天气下为雨也。《六微旨大论》云：升已而降，降者谓天，是"云出天气"也；降已而升，升者谓地，是"雨出地气"也，此皆上下相输应也，故互言之）。故清阳出上窍（耳、目、口、鼻），浊阴出下窍（前后二阴）；清阳发腠理（阳主外），浊阴走五脏（阴主内）；清阳实四肢（四肢为诸阳之本），浊阴归六腑（传化五谷）。

水为阴，火为阳（人身之水火）。阳为气，阴为味。味归形，形归气。气归精，精归化（王注：形食味，故味归形；气生形，故形归气；精食气，故气归精；化生精，故精归化）。精食气，形食味（气和精生，味和形长）。化生精，气生形（神能生精，气能生形）。味伤形，气伤精（味太过，则偏胜，故伤形；气有余，便是火，故伤精），精化为气，气伤于味（食伤则气急）。阴味出下窍（便溺），阳气出上窍（精神）。味厚者为阴，薄为阴之阳；气厚者为阳，薄为阳之阴。味厚则泄（纯阴下

中医非物质文化遗产临床经典读本

降，故能泻火），薄则通（薄但通利，不至大泄）；气薄则发泄（能发汗升散），厚则发热（气厚纯阳，能补阳）。壮火之气衰，少火之气壮（壮已必衰，少已则壮）。壮火食气，气食少火；壮火散气，少火生气（火，即气也。火壮则能耗散元气，故曰"壮火食气"。少火则能生长元气，故曰"气食少火"。盖人身赖此火以有生，亦因此火而致病，但可使之和平，而不可使之亢盛，以亢则必致害耳。马注乃以此段解作药味，反訾王注为不明，引东垣《用药法象》以实之，而曰用气味太浓之药，壮火之品，则吾人之气，不能当之，而反衰矣。是桂、附永无可用之期也，有是理乎？叛经背道，贻误后学，不可不辨也）。

气味辛甘发散为阳，酸苦涌泄为阴（此处加"气味"二字别之，则上文专言气而不言味可知矣，安得以壮火属之药味乎？辛散甘缓，故发散为阳；酸收苦泄，故涌泄为阴）。

阴胜则阳病，阳胜则阴病。阳胜则热，阴胜则寒。重寒则热，重热则寒（物极则反）。寒伤形（寒由形感），热伤气（热则气泄，亦犹"壮火食气"之义），气伤痛，形伤肿。故先痛而后肿者，气伤形也；先肿而后痛者，形伤气也。

风胜则动（眩运搐搦），热胜则肿（痈疡痤痱），燥胜则干（津液枯涸，皮肤皲揭），寒胜则浮（寒变为热，神气乃浮），湿胜则濡泻（土不能防水，而水反侮土）。

天有四时五行，以生长收藏，以生寒、暑、燥、湿、风（外感五邪，水寒，火暑，金燥，土湿，木风）；人有五脏，化五气，以生喜、怒、悲、忧、恐（内伤五邪，心喜，肝怒，肺悲，脾忧，肾恐）。故喜怒伤气，寒暑伤形，暴怒伤阴，暴喜伤阳。厥气上行，满脉去形（逆气上行，能满溢于经络，而令神气离形）。喜怒不节（内伤），寒暑过度（外感），生乃不固。故重阴必阳，重阳必阴（阴症反似阳，阳症反似阴）。

故曰：冬伤于寒，春必病温（寒毒最为杀厉，伏藏肉里，至春变为温病，至夏变为热病）；**春伤于风，夏生飧泄**（风木克土）；**夏伤于暑，秋必痎疟**（暑热伏藏，复感秋风，必为寒热之疟）；**秋伤于湿，冬生咳嗽**（王注：秋湿既多，冬水复旺，寒湿相搏，故嗽。喻嘉言改作秋伤于燥，多事）。

故曰：天地者，万物之上下也；阴阳者，血气之男女也；左右者，阴阳之道路也；水火者，阴阳之征兆也；阴阳者，万物之能始也（资始成能）。

故曰：阴在内，阳之守也（为阳营守）；**阳在外，阴之使也**（为阴捍卫）。**阳胜则身热，腠理闭，喘粗**（腠理不开，而气并于鼻，故喘粗），**为之俯仰**（不安之貌），**汗不出**（阳胜而腠理闭，故无汗）**而热，齿干**（阳明热盛）**以烦冤，腹满死**（热胀，内外合邪，故死），**能**（作耐）**冬不能夏**（夏为火令，冬尚可耐）。**阴胜则身寒汗出**（阴胜多汗，阳虚不能卫外），**身常清**（冷），**数栗而寒，寒则厥**（四肢逆冷），**厥则腹满死**（寒胀），**能夏不能冬**（冬为水令）。《阴阳应象大论》

【素】阴阳异位，更实更虚，更逆更从，或从内，或从外，所从不同，故病异名也。阳者，天气也，主外；阴者，地气也，主内（阴阳异位）。故阳道实，阴道虚（更实更虚。吴鹤皋加"阴道实，阳道虚"句）。故犯贼风虚邪者，阳受之；食饮不节，起居不时者，阴受之（外感阳受，内伤阴受，所谓从内从外）。阳受之则入六腑，阴受之则入五脏（腑属，阳脏属阴）。入六腑则身热不时卧，上为喘呼；入五脏则腆满闭塞，下为飧泄，久为肠澼（便血下痢）。故喉主天气，咽主地气（肺系属喉，司呼吸，受气于鼻；胃系属咽，纳水谷，受气于口）。故阳受风气（风为阳邪），阴受湿气（湿为阴邪）。故阴气从足上行至头，而下行从臂至指端；阳气从手上行至头，而下行至足（《灵枢》曰：手三阴从脏走手，手三阳从手走头，足三阳从头走足，足三阴从足走腹，所谓更逆更从也）。故曰：阳病者上行极而下，阴病者下行极而上。故伤于风者，上先受之（风为天气，极则下行）；伤于湿者，下

先受之（湿为地气，极则上行）。《太阴阳明论》

【素】阳虚则外寒，阳受气于上焦，以温皮肤分肉之间，今寒气在外，则上焦不通，上焦不通，则寒气独留于外，故寒栗（阳虚之人，无以卫外，虽不感邪，亦必畏寒）。阴虚生内热，有所劳倦，形气衰少，谷气不盛（形劳，气虚，食少，此内伤之症），上焦不行，下脘不通，胃气热（虚而生热），热气熏胸中，故内热（阴虚之人，水不能制火，则内热自生）。阳盛生外热，上焦不通利，则皮肤致密，腠理闭塞，玄府（汗孔也）不通，卫气不得泄越，故外热（此即今人外感伤寒之症）。阴盛生内寒，厥气上逆，寒气积于胸中而不泻，不泻则温气去，寒独留，则血凝泣（涩），凝则脉不通，其脉盛大以涩，故中寒（昂按：阴盛中寒血涩之人，何以反得盛大之脉？）。《调经论篇》

【素】阳气者，若天与日，失其所则折寿而不彰。故天运当以日光明（人之有阳，犹天有日）。是故阳因而上，卫外者也。

因于寒，欲如运枢（如枢运动，则寒气散），起居如惊，神气乃浮（经曰：寒胜则浮，盖寒变为热，令人起居惊扰，而神气浮越）。

因于暑汗（暑多挟湿挟虚，故多汗），烦则喘喝，静则多言（暑先入心，而热熏肺，故烦喘多言）。体若燔炭，汗出而散（暑症无甚热，不宜汗，若热如燔炭，必汗以散之）。

因于湿，首如裹（头目昏重，如物裹之），湿热不攘，大筋缑（音软）短，小筋弛长，缑短为拘，弛长为痿（筋受热则缩而短，故拘急；受湿则弛而长，故痿）。

因于气，为肿（气伤形而为肿），四维相代，阳气乃坏（王注：筋骨血肉，更代而坏。马注：四维，四肢也。按《至真要大论》：彼春之暖，为夏之暑；彼秋之忿，为冬之怒。谨按"四维斥候皆归"，则四维乃四时也。二句总结上文四段，言感此邪者，更历寒暑之代谢，则阳气尽坏矣，非单指因气而言也）。

阳气者，烦劳则张，精绝（气张于外，精绝于中），辟积于夏（如衣襞积），使人煎厥（煎烦厥逆）。目盲不可以视，耳闭不可以听（精绝所致），溃溃乎若坏都，汩汩乎不可止。

阳气者，大怒则形气绝（常行之经气阻绝，不周于形体），而血菀（郁同）于上，使人薄厥（有升无降而厥逆）。

有伤于筋，纵其若不容（纵缓不能为容止），汗出偏沮，使人偏枯（沮，止也。偏，不遍也。阳气不能周于一身，无汗之处，必有半身不遂之患）。

汗出见湿，乃生痤疿（痤，疖也。疿，风瘾也），高（膏同）粱之变，足（能也）生大丁。受如持虚（王注：如持虚器，以受邪毒。吴注：初起之时，不觉其重）。劳汗当风，寒薄为皶（粉刺），郁乃痤（久则为痤）。

阳气者，精则养神，柔则养筋。开阖不得，寒气从之，乃生大偻（身形拘急，俯偻。吴注：此阳气受伤，不能养筋也）。陷脉为瘘（漏也，音间，亦音漏。寒气陷入血中，而生疡漏），留连肉腠，俞气化薄，传为善畏，及为惊骇（寒气留连于肉腠之间，由俞穴传化，而薄于脏腑，则为恐畏惊骇，此阳气被伤，不能养神也）。营气不从（顺），逆于肉理，乃生痈肿（营血逆于肉之条理，热聚为痈）。魄汗未尽，形弱而气烁，穴俞以闭，发为风疟（汗未止，而为风暑之气所烁，闭于穴俞，则发为风疟，故下文接言风）。

故风者，百病之始也。清静则肉腠闭拒，虽有大风苛毒，莫之能害，此因时之序也。

故阳气者，一日而主外（卫气昼行于阳二十五度），平旦人气生，日中而阳气隆，日西而阳气已虚，气门（玄府，即汗孔）乃闭。是故暮而收拒（阳气藏，宜收敛），无扰筋骨，无见雾露，反此三时（旦、中、暮），形乃困薄。

风客淫气（风之客邪，淫乱于气），精乃亡，邪伤肝也（风气通于肝，风能生热，故伤精）。因而饱食，筋脉横解，肠澼为痔（风木克制脾土，而为肠风血痔之症）。因而大饮，则气逆（饮多则肺布叶举，故气逆）。因而强力（用力过度，或入房太甚），肾气乃伤，高骨乃坏（腰间命门穴上，有骨高起）。

凡阴阳之要，阳密乃固。两者不和，若春无秋，若冬无夏，因而和之，是谓圣度。故阳强不能密，阴气乃绝（无阳则阴无以生）；阴平阳秘，精神乃治；阴阳离决，精气乃绝。《生气通天论》

【素】五气所病，心为噫（嗳同。《脉解篇》云：上走心为噫者，阴盛而上走于阳明，阳明络属心也），肺为咳（肺属金，邪中之则有声），肝为语（肝属木，木欲舒，故为语），脾为吞（坤土翕受为吞），肾为欠、为嚏（阴阳相引，故呵欠。人之阳气和利，满于心出于鼻而为嚏，盖肾络上通于肺也），胃为气逆、为哕、为恐（哕，气牾也，俗作呃忒。寒盛气逆，故哕。肾志为恐，土下克水，故恐），大肠、小肠为泄（二经虚则泄利），下焦溢为水（不能蓄泄，溢而为水），膀胱不利为癃，不约为遗溺（热实则癃闭，虚寒则遗溺），胆为怒（刚决善怒），是谓五病。

五精所并，精气并于心则喜，并于肺则悲，并于肝则忧，并于脾则畏，并于肾则恐，是谓五并，虚而相并者也。

五病所发，阴病发于骨（骨属少阴），阳病发于血（阳动阴静，阳乘阴，而发于血），阴病发于肉（肉属太阴），阳病发于冬（阳不能敌阴），阴病发于夏（阴不能胜阳），是谓五发。

五邪所乱，邪入于阳则狂（火盛狂癫），邪入于阴则痹（痹者，闭也），搏阳则为巅疾（头为六阳之会，邪搏阳分，则为巅顶之疾），搏阴则为喑（三阴脉连舌循喉，邪搏之则不能言。搏，《灵枢》俱作"转"），阳入之阴则静（阳邪传入阴分则静），阴出之阳则怒（阴邪传出阳分，则怒），是谓五乱。

五劳所伤，久视伤血（目得血而能视），久卧伤气，久坐伤肉，久立伤骨，久行伤筋，是谓五劳所伤。《宣明五气篇》（《灵枢·九针论》并同）

【素】春善病鼽衄（春气在头，鼻水曰鼽，鼻血曰衄），仲夏善病胸胁，长夏善病洞泄寒中，秋善病风疟，冬善病痹厥。《金匮真言论》

【素】神有余则笑不休（心藏神，心在声为笑，在志为喜），神不足则悲。气有余则喘咳上气（肺藏气），不足则息利少气（《灵枢·本神》篇作鼻息不利，少气）。血有余则怒（肝藏血，在志为怒），不足则恐。形有余则腹胀（脾藏形），泾溲不利（土克水），不足则四肢不用（脾主四肢，虚则四肢不随人用）。志有余则腹胀飧泄（肾藏志，为胃之关，故或胀或泻），不足则厥（《厥论》：阳气衰于下，则为寒厥；阴气衰于下，则为热厥）。

帝曰：余已闻虚实之形，不知其何以生？曰：气血以并，阴阳相倾（血为阴，气为阳），气乱于卫，血逆于经，血气离居，一实一虚（并则分离，阴阳不交）。血并于阴，气并于阳，故为惊狂；血并于阳，气并于阴，乃为炅中（热中）。血并于上，气并于下，心烦惋善怒（马注：惋，当作悗，读为闷）；血并于下，气并于上，乱而善忘（按《灵枢·大惑论》：上气不足，下气有余，肠胃实而心肺虚，虚则营卫留于下，久之不以时上，故善忘）。

血气者，喜温而恶寒，寒则泣（涩）不能流，温则消而去之，是故气之所并为血虚（有阳无阴），血之所并为气虚（有阴无阳）。有者为实，无者为虚，故气并则无血，血并则无气，今血与气相失，故为虚焉。络之与孙脉，俱输于经，血与气并，则为实焉。血之与气，并走于上，则为大厥（下不足，故并走于上而厥逆），厥则暴死。气复反则生，不反则死。

夫邪之生也，或生于阴，或生于阳。其生于阳者，得之风雨寒暑（外感阳受）；其生于阴者，得之饮食居处，阴阳喜怒（内伤阴受）。

风雨之伤人也，先客于皮肤，传入于孙脉，孙脉满则传入于络脉，络脉满则输于大经脉（《皮部论》曰：百病之始生也，必先于皮毛。邪中之则腠理开，开则入客于络脉，络脉满则注于经脉，经脉满则入舍于脏腑也）。血气与邪，并客于分腠之间，其脉坚大，故曰实。实者，外坚充满，不可按之，按之则痛。寒湿之中人也，皮肤不收（全元起曰：不仁也。《甲乙》《太素》无不字），肌肉坚紧，荣血泣，卫气去，故曰虚。虚者聂辟（聂皱襞积），气不足，按之则气足以温之，故快然而不痛。《调经篇》

【灵】风雨寒热（外感之邪），不得虚，邪不能独伤人。卒然逢疾风暴雨而不病者，盖无虚。故邪不能独伤人，此必因虚邪之风（天有八方虚实之风，实风主长养万物，虚风伤人，主杀主害），与其身形（人有身形虚实之别），两虚相得，乃客其形。两实相逢，众人肉坚，其中于虚邪也，因于天时，与其身形，参以虚实，大病乃成。气有定舍，因处为名（因邪所舍之处，属某经则名为某病），上下中外，分为三员（马注：人身自纵言之，则以上中下为三部；自横言之，则以在表在里在半表半里为三部，故病有中上、中下、中表、中里之异）。是故虚邪之中人也，始于皮肤（在表），皮肤缓则腠理开，开则邪从毛发入，入则抵深，深则毛发立（竖），毛发立则淅然（寒貌），故皮肤痛。留而不去，则传舍于络脉。在络之时，痛于肌肉，其痛之时息，大经乃代（络邪传经）。留而不去，传舍于经，在经之时，洒淅喜惊（外则恶寒，内则善惊）。留而不去，传舍于输（六经之俞穴），在输之时，六经不通四肢（邪气间隔），则肢节痛，腰脊乃强。留而不去，传舍于伏冲之脉（《岁露》篇论疟曰：入脊内，注于伏冲之脉。《素问》又作"伏膂之脉"。王注：谓膂筋之间，肾脉之伏行者也。巢元方作"伏冲，谓冲脉之上行者也"），体重身痛。留而不去，传舍于肠胃（经邪入府），贲（奔）响腹胀，多寒则肠鸣飧泄，食不化，多热则溏出麋（便溏如麋）。留而不去，传舍于肠胃之外，膜原之间（皮里膜外），留著于脉，稽留而不去，息而成积。邪气淫泆，不可胜论。

起居不节，用力过度，则络脉伤。阳络伤（三阳之络），则血外溢，血外溢则衄血（鼻血）；阴络伤（三阴之络），则血内溢，血内溢则后血（便血）。肠胃之络伤，则血溢于肠外，肠外有寒，汁沫与血相搏，则并合凝聚不得散，而积成矣。《百病始生》

【素】风者，百病之长也。今风寒客于人，使人毫毛毕直，皮肤闭而为热，当是之时，可汗而发也；或痹不仁，肿痛（风寒伤形则肿，伤气则痛），当是之时，可汤熨及火灸刺而去之（汤药、蒸熨、火灸、针刺四法）。弗治，病入舍于肺，名曰肺痹（阳入之阴，则痹），发咳上气；弗治，肺即传而行之肝（金克木），病名曰肝痹，一名曰厥（王注：肝脉通胆，善怒气逆，故厥），胁痛出食（肝气逆，故食入反出），当是之时，可按（按摩导引），若刺耳；弗治，肝传之脾（木克土），病名曰脾风（木盛生风），发瘅（王注：黄瘅），腹中热，烦心出黄（便出色黄），当此之时，可按可药可浴；弗治，脾传之肾（土克水），病名曰疝瘕，少腹冤热而痛，出白（便出色白，淫浊之类），一名曰蛊（如虫侵蚀），当此之时，可按可药；弗治，肾传之心（水克火），病筋脉相引而急，病名曰瘛（音异。《灵枢》曰：心脉急甚为瘛疭，肾水不生，心虚血燥，不能荣筋也），当此之时，可灸可药；弗治，满十日，法当死。肾因传之心，心即复反传，而行之肺（再传，火又克金），发寒热，法当三岁死（此亦言其大较耳。吴鹤皋改"三

岁"作"三哕"，欠理），此病之次也。然其卒发者，不必治于传（卒
暴之病，不必依传次治）。或其传化有不以次者，忧恐悲喜怒，令不
得以其次（五志之火，触发无常），故令人有大病矣（风寒为外感，五志
为内伤，故病加重）。因而喜大虚则肾气乘矣（喜为心志，肾因虚而乘之），
怒则肝气乘矣（肝乘脾），悲则肺气乘矣（肺乘肝），恐则脾气乘矣
（脾乘肾），忧则心气乘矣（心乘肺），此其道也（内伤不次之道）。《玉
机真脏论》

【灵】邪气之中人也，无有常。中于阴则溜（流）于府，中
于阳则溜于经，中于面则下阳明（手足阳明经），中于项则下太阳
（手足太阳经），中于颊则下少阳（手足少阳经），其中于膺背两胁者，
亦中其经（三阳经分）。中于阴者，常从臂胻始（手经手臂，足经足
胻），此故伤其脏乎？曰：身之中于风也，不必动脏。故邪入于
阴经，则其脏气实，邪气入而不能容，故还之于腑（故中阴溜腑）。

愁忧恐惧则伤心，形寒寒饮则伤肺。以其两寒相感，中外
皆伤，故气逆而上行（形寒伤外，饮寒伤内。《素问·咳论》云："其寒饮食
入胃则肺寒，肺寒则外内合邪"，与此文义正同。今人惟知形寒为外伤寒，而不知
饮冷为内伤寒，讹为阴症，非也。凡饮冷者，虽无房事，而亦每患伤寒也。若房事
饮冷，而患伤寒，亦有在三阳经者，当从阳症论治，不得便指为阴症也。世医不
明，妄以热剂投之，杀人多矣。特揭出以告人，气逆上行，故有发热头痛诸症）。

有所堕坠，恶血留内，若有所大怒，气上而不下，积于胁
下则伤肝（肝藏血，胁为肝经部分，故血多积于两胁）；有所击仆，若醉
入房，汗出当风，则伤脾；有所用力举重，若入房过度，汗出
浴水，则伤肾。

愿闻六腑之病。曰：面热者足阳明病（胃脉上面），鱼络血者
手阳明病（按《经脉》篇：手大指后肉隆起处名鱼。鱼际，其间穴名，属太阴
肺经。太阳经无鱼络之名，络血亦未详是何病），两跗之上脉陷竖者（足面

之脉，或陷或竖）足阳明病，此胃脉也。

大肠病者，肠中切痛，而鸣濯濯（肠中水火相激，《四时气》篇曰：腹中常鸣，气上冲胸，喘，邪在大肠），冬日重感于寒即泄，当脐而痛（大肠部位，当脐），不能久立，与胃同候（胃脉入膝膑，下足跗，故不能久立。大肠、胃同属阳明燥金）。

胃病者，腹䐜胀，胃脘当心而痛，上肢（支），两胁（胁为肝部，土反侮木），膈咽不通，食饮不下（《四时气》篇曰：膈塞不通，邪在胃脘。在上脘则刺抑而去之，在下脘则散而去之）。

小肠病者，小腹痛，腰脊控睾而痛（《四时气》篇曰：小肠连睾，系属于脊，贯肝肺，络心系。气盛则厥逆，上冲肠胃熏肝，散于肓，结于脐。睾音皋，肾丸也），当耳前热，若寒甚（脉上颊，入耳中，故或热或寒），若独肩上热甚（脉绕肩胛，交肩上），及手小指次指之间热，若脉陷者，此其候也，手太阳病也。

三焦病者，腹气满，小腹尤坚（脉交膻中，络心包，下膈，属三焦），不得小便，窘急（三焦为决渎之官，水道出焉。《本输》篇曰：三焦并太阳之正，入络膀胱，约下焦，实则闭癃，虚则遗溺），溢则水留即为胀（外为水肿，内作鼓胀）。

膀胱病者，小腹偏肿而痛，以手按之，即欲小便而不得（膀胱主小便），肩上热（脉循肩膊）。

胆病者，善太息（木气不舒），口苦，呕宿汁（《四时气》篇曰：胆液泄则口苦，胃气逆则呕苦），心下澹澹，恐人将捕之（胆虚），嗌中吤吤然（少阳相火），数唾（胆病善呕，数唾亦喜呕之类，胆中有邪故也）。《邪气脏腑病形》

【灵】肺气通于鼻，肺和则鼻能知臭香矣；心气通于舌（舌为心苗），心和则舌能知五味矣；肝气通于目，肝和则目能辨五色矣；脾气通于口，脾和则口能知五谷矣（口舌虽分，共为一窍）；

肾气通于耳，肾和则耳能闻五音矣。五脏不和，则七窍不通（一脏各司一窍）；六腑不和，则留为痈。故邪在腑则阳脉不和，阳脉不和则气留之（腑阳脏阴，气阳血阴，留滞也），气留之则阳气盛矣。阳气太盛则阴脉不利，阴脉不利则血留之，血留之则阴气盛矣。阴气太盛则阳气弗能荣也，故曰"关"（马注：关，六阳不得入内）；阳气太盛则阴气弗能荣也，故曰"格"（马注：格，六阴不得出外）；阴阳俱盛，不得相荣，故曰"关格"。关格者，不得尽期而死也（马注曰：《难经·三十七难》误以六阴脉盛为格，六阳脉盛为关，致后世不曰脉体，而指为膈症，误之误也。昂按："关格"二字，字面虽殊，而意义则一。《难经》虽颠倒，疑无伤也。如《素问·脉要精微论》："阴阳不相应，病名曰关格"，是明以关格属之病矣。又仲景《平脉》篇："下微本大者，则为关格不通，不得尿"，又曰："趺阳脉伏而涩，伏则吐逆，水谷不化，涩则食不得入，名曰关格"，是仲景亦以关格为病症，而二字之义，《内经》与仲景均未尝细办也。又《难经·第三难》曰：关之前者，阳之动也，遂上鱼为溢，为外关内格，此阴乘之脉也；关以后者，阴之动也，遂入尺为覆，为内关外格，此阳乘之脉也。是亦以溢、覆言脉，而以关格言病也。今马氏既訾《难经》，复以仲景、东垣、丹溪为非是，而指关格为脉体，不亦并背《内经》乎？又曰：关为阳不得入，格为阴不得出，是两脉共为一病矣，干义亦难分也）。《脉度》

【素】气实形实，气虚形虚，此其常也，反此者病。谷盛气盛，谷虚气虚，此其常也，反此者病。脉实血实，脉虚血虚，此其常也，反此者病。如何而反？气虚身热，此谓反也（此上"缺气盛身寒，此谓反也"句）；谷入多而气少，此谓反也；谷不入而气多，此谓反也；脉盛血少，此谓反也；脉少血多，此谓反也。

气盛身寒，得之伤寒（"身寒"字，当指初感之寒言，非谓身体寒冷也。《热论》曰：人之伤于寒也，则为病热）；气虚身热，得之伤暑（暑热伤气）。谷入多而气少者，得之有所脱血，湿居下也（脱血则阴虚阳盛，故胃燥善消。湿居下则中气不运，故气少）；谷入少而气多者，邪在胃与肺也（邪在胃则食少，邪在肺则气多，谓喘壅也）。脉小血多者，饮中热也（吴注：有痰饮者，脉来弦小；中有热者，出血必多。按《灵》《素》皆无"痰"字，惟此处有"饮"字）；脉大血少者，脉有风气，水浆不入也（有风故脉大，水浆不入则血无藉以生）。夫实者气入也，虚者气出也（邪入故实，正出故虚），气实者热也，气虚者寒也（邪盛故热，正虚故寒）。《刺志论》

【素】肝病者，两胁下痛引小腹（肝脉布胁肋，抵小腹），令人善怒（实则善怒），虚则目䀮䀮无所见，耳无所闻（血虚），善恐，如人将捕之（魂不安，又肝虚胆亦虚），气逆则头痛（厥阴与督脉会于巅），耳聋不聪（肝与胆相表里，胆脉入耳中），颊肿（脉下颊里）。

心病者，胸中痛，胁支满，胁下痛（少阴心别脉，厥阴心主脉，皆循胸出胁），膺（胸也）背肩甲（胛同）间痛，两臂内痛（心脉循臂内，小肠脉循臂，绕肩胛交肩上），虚则胸腹大，胁下与腰相引而痛（手心主脉起胸中，下膈络三焦，支者循胸出胁。少阴心脉下膈络小肠，故皆引痛）。

脾病者，身重，善肌，肉痿（脾主肌肉，肉痿故身重，肌一作"饥"），足不收，行善瘈，脚下痛（脾主四肢，脉起于足），虚则腹满肠鸣（《灵枢》云：中气不足，腹为之善满，肠为之苦鸣），飧泄食不化。

肺病者，喘咳逆气，肩背痛，汗出（肺主皮毛，气逆于上，则痛连肩背而汗出），尻阴股膝髀腨（音善，足肚）胻足皆痛（肺为肾母，母病则子亦受邪，气逆于下，故下部皆痛），虚则少气，不能报息（气不相续），耳聋嗌干（肺络会耳中，肾脉入肺中，循喉咙，肺虚则肾气不能上润，故耳聋嗌干）。

肾病者，腹大胫肿（肾脉循足上腨，贯肝膈），喘咳（脉入肺中），身重（骨痿故重），寝汗出憎风（肾属阴，阴虚故寝而盗汗出，腠理不固，故憎风），虚则胸中痛（脉注胸中），大腹、小腹痛，清厥（足冷气逆），

意不乐（肾中真阳不舒）。《脏气法时论》

【素】是以头痛巅疾，下虚上实（下正气虚，上邪气实），过在足少阴、巨阳，甚则入肾（肾与膀胱相表里，膀胱脉交巅上，肾虚不能行巨阳之气，其气逆而上行，故头痛巅疾，甚则乘肾虚而经邪入脏矣）；徇蒙招尤（徇蒙，目眩物而蒙昧也；尤，过也。王注：徇，疾也。吴注：改徇为眴，未确），目冥耳聋，下实上虚，过在足少阳、厥阴（胆与肝相表里，胆脉起目锐眦，入耳中，目为肝窍，肝脉连目系。今肝胆在下而火实，耳目在上而血虚，故冥聋），甚则入肝（经邪入脏）；腹满䐜胀，支鬲胠胁（胁上为胠，支格于鬲胠胁），下厥上冒（下逆冷，上昏冒），过在足太阴、阳明（脾与胃相表里，脾脉入腹上鬲，胃脉下鬲，循腹里），咳嗽上气，厥（气逆）在胸中，过在手阳明、太阴（大肠与肺相表里，肺脉络大肠上鬲，大肠脉络肺下鬲，又肺主咳主气）；心烦头痛，病在鬲中，过在手巨阳、少阴（小肠与心相表里，小肠脉络心下鬲。其支者循颈上颊，心脉下鬲络小肠）。《五脏生成论》

【素】二阳之病发心脾，有不得隐曲，女子不月（二阳，足阳明胃手阳明大肠也。隐曲，隐藏委曲之事也。心生血，脾统血，胃为水谷之海，大肠为传送之官，血之所以资生者也。二经病，则心脾之精血衰少，故男为房事不利，女为月事不下也。《厥论》曰：前阴者，宗筋之所聚，太阴阳明之所合也。《痿论》曰：阴阳总宗筋之会，而阳明为之长，故胃病则阳事衰也），其传为风消，其传为息贲者，死不治（脾病不已，风木乘虚克之，故肌肉日消；心病不已，火邪乘肺，故气息奔迫）。

三阳为病发寒热，下为痈肿，及为痿厥腨㾓（三阳，手太阳小肠、足太阳膀胱也。腨，音善，足肚也。㾓，音渊，酸痛也。膀胱水化，小肠火化，故发寒热。寒热郁结，则为肿为痈。热胜则痿，寒胜则厥。或不痿厥，则为酸痛）。其传为索泽（小肠膀胱主津液，津枯而色泽消索），其传为癫疝（邪传入肝，而见症于小肠膀胱，则为癫疝）。

一阳发病，少气，善咳，善泄（一阳，手少阳三焦、足少阳胆也。二经皆有相火，壮火食气，故少气。火邪乘肺，故咳。大肠燥金受克，故泄也），其传为心掣，其传为隔（火邪乘心，故掣；三焦火盛，食入还出，故隔）。

二阳一阴病，主惊骇，背痛，善噫，善欠，名曰风厥（二阳，大肠、胃也；一阴，心包、肝也。风火相薄，故惊骇。按：四经皆与背无涉，而云背痛，未详。心为噫，阳明络属心，故善噫。阴阳相引，故欠。风木干胃土，故厥）。

二阴一阳发病，善胀，心满，善气（二阴，心肾也；一阳，三焦胆。心肾俱病，则水火不交；胆三焦俱病，则上下不通，故胀满善气。善气，气逆也）。

三阳三阴发病，为偏枯，痿易，四肢不举（三阳，小肠膀胱；三阴，脾肺也。小肠行手主液，膀胱行足主筋。脾主四肢，肺行诸气，四经并病，故然）。

二阳结谓之消（胃、大肠热结，则消谷善饥，所谓"瘅成为消中"也）。三阳结谓之隔（小肠主液，膀胱主津，二经热结，故隔塞不便。一作膈症，饮食不下）。三阴结谓之水（肺不能行下降之令，使水精四布，脾失其营运之职，而无以制防，遂令阴气停凝而为水）。一阴一阳结谓之喉痹（肝、胆、心包、三焦，皆有相火，脉循喉挟咽，故喉痹）。

阴搏阳别谓之有子（以下阴阳，指尺寸言，尺脉搏手，异于寸口，阴中别有阳也）。阴阳虚，肠澼死（尺寸俱虚，下痢不止，故死），阳加于阴谓之汗（阳气搏阴，蒸而为汗）。阴虚阳搏谓之崩（阴虚而阳火搏之，能逼血妄行）。《阴阳别论》

【灵】胃中热，则消谷，令人悬心善饥。脐以上皮热，肠中热则出黄如糜；脐以下皮寒，胃中寒则腹胀，肠中寒则肠鸣飧泄。胃中寒肠中热，则胀而且泻；胃中热肠中寒，则疾饥（胃热），小腹痛胀（肠寒）。《师传》

【素】太阳所谓肿，腰脽痛者（脽，臀也），寅，太阳也（太阳为三阳，寅月亦为三阳）。正月阳气出在上，而阴气盛，阳未得自次也，故肿腰脽痛也。病偏虚为跛者（足不能履），正月阳气冻解，地气而出也。冬寒颇有不足者，故偏虚为跛也。所谓强上（头项强急）引背者，阳气太上而争，故强上也。所谓耳鸣者，阳气万物盛上而跃也（太阳耳鸣属外感，非肾虚）。所谓甚则狂巅疾者（或狂或头痛），阳尽在上，而阴气从下，下虚上实也（正月三阴三阳平等，今尽出在上，则下虚上实，故有巅狂脑痛之病）。所谓浮为聋者，皆在气也（膀胱脉至耳上角，气逆故聋）。所谓入中为瘖者（太阳与少阴为表里，表邪传里，则瘖不能言），阳盛已衰也（如下文夺于内事，故阳虚不能言）。内夺而厥，则为瘖俳（俳，当作痱，手足废也。内夺，房劳也。下虚，故厥逆而四肢不收。肾脉挟舌本，故瘖），此肾虚也。

少阴不至者，厥也（肾虚故少阴之脉不至，少阴不能行巨阳之气，故厥）。少阳所谓心胁痛者（少阳脉，循胸胁），言少阳盛也。盛者，心之所表也（心属君火无为用，少阳相火而表著）。九月阳气尽而阴气盛，故心胁痛也（火墓于戌，阴盛故痛）。所谓不可反侧者，阴气藏物也。物藏则不动也。

阳明所谓洒洒振寒者，阳明者午也，五月盛阳之阴也（五阳一阴），阳盛而阴气加之，故洒洒振寒也。所谓胫肿而股不收者，阳者衰于五月，而一阴气上，与阳始争故也（胃脉下髀关，抵伏兔，入膝膑，循胫下足跗）。所谓上喘而为水者，阴气下而复上，上则邪客于脏腑间，故为水也（脏一云"肺"，谓邪在肺，不能通调水道。邪一云"脾"，谓脾不能为胃行其津液。邪府，胃腑也。肺伤，故上喘少气）。所谓胸痛少气者，水气在脏腑也。水者阴气也，阴气在中，故胸痛少气也（此下仍有"甚则厥，恶人与火"一段，与《脉解篇》同，见后）。

太阴所谓病胀者，太阴子也，十一月万物气皆藏于中，故曰病胀。所谓上走心为噫者，阴盛而上走于阳明，阳明络属心也（噫，俗作"嗳"。太阴之气从阳明上出于心，则为噫。《灵枢》说噫，见后《口问》篇）。所谓食则呕者，万物盛满而上溢也。十一月阴气下衰，而阳气且出，故曰得后与气，则快然如衰也（后，大便；气，嗳气；衰，病衰也。噫为气上散，后为气下通）。

少阴所谓腰痛者，少阴者肾也（腰为肾府），十月万物阳气皆伤故也。所谓呕咳上气喘者，阴气在下，阳气在上，诸阳气浮，无所根据从也（肾脉贯鬲入肺，十月阳气潜藏，而反上浮，故有呕咳气喘之症）。所谓色色（新校正云："色色"字疑误），不能久立，久坐起则目䀮䀮无所见者，万物阴阳不定，未有主也。所谓少气善怒者，阳气不治，则阳气不得出，肝气当治而未得，故善怒，名曰煎厥（冬阳不治，肾水不能生肝木，木气不舒，故煎烦厥逆而善怒）。所谓恐如人将捕之者，阴气少，阳气入，阴阳相薄，故恐也（恐为肾志，阴虚而阳薄之）。所谓恶闻食臭（气也）者，胃无气也（肾命相火不足以生胃土，故胃气败）。所谓面黑如地色者，秋气内夺，故变于色也（秋金不能生肾水）。所谓咳则有血者，阳脉伤也。阳气未盛于上而脉满，满则咳，故血见于鼻也（阳未盛而脉满，是虚阳上攻。肾脉入肺中，故咳。鼻为肺窍，故出血）。

厥阴所谓癫疝，妇人少腹肿者（厥阴脉络阴器，抵小腹），厥阴者辰也，三月阳中之阴，邪在中故也（阴邪伏于阳中）。所谓甚则嗌干热中者，阴阳相薄而热，故嗌干也（三月五阳与一阴相薄，厥阴脉循喉咙）。《脉解篇》

【素】足阳明之脉病，恶人与火，钟鼓不为动，闻木音而惊，何也？阳明者胃脉也，胃者土也，故闻木音而惊者，土恶木也。阳明主肉，其脉血气盛（阳明多气多血），邪客之则热，热甚则恶火。阳明厥则喘（胃热伤肺）而惋（热郁而不能安），惋则恶人，或喘而死，或喘而生者，何也？厥逆连脏则死，连经则生（经邪浅而脏邪深）。病甚则弃衣而走，登高而歌，或至不食数日，逾垣上屋，所上之处，皆非其素所能也，病反能者，何也？四肢者，诸阳之本也，阳盛则四肢实，实则能登高也。热盛于身，故弃衣欲走也。阳盛则使人妄言骂詈，不避亲疏，而不欲食也。

《阳明脉解篇》

【素】脾病而四肢不用（痿躄不为人用），何也？四肢皆禀气于胃（胃为水谷之海），而不得至经，必因于脾，乃得禀也（脾传水谷精气，四肢乃得禀受。张注：畅于四肢，坤之德也）。今脾病不能为胃行其津液，四肢不得禀水谷气，气日以衰，脉道不利，筋骨肌肉，皆无气以生，故不用焉。

脾不主时，何也？脾者土也，治中央，常以四时长四脏，各十八日寄治，不得独主于时也（四季之月，土旺各十八日）。脾藏者，常著（彰著）胃土之精也，土者生万物而法天地，故上下至头足，不得主时也（土贯五行，无所不治）。

脾与胃以膜相连耳，而能为之（为胃）行其津液何也？足太阴者三阴也（肝为一阴，肾为二阴，脾为三阴），其脉贯胃属脾，络嗌，故太阴为之行气于三阴（脾为胃也，三阴，太、少、厥也）。阳明者表也（为脾之表），五脏六腑之海也，亦为之行气于三阳（胃为脾也，三阳，太阳、少阳、阳明也）。脏腑各因其经，（脾经）而受气于阳明（胃），故为胃行其津液。四肢不得禀水谷气，日以益衰，阴道不利，筋骨肌肉（肝主筋，肾主骨，肺主肌，脾主肉）无气以生，故不用焉。

《太阴阳明论》

【素】肾何以主水？肾者至阴也，至阴者盛水也，肺者太阴也，少阴者冬脉也，故其本在肾，其末在肺，皆积水也（肺肾为子母之脏，肺生水，肾主水，故二脏皆能积水。肾脉入肺中，肾气上逆，则水客肺中而为病，故云肾本肺标）。

肾何以能聚水而生病？肾者胃之关也（前阴利水，后阴利谷），关门不利，故聚水而从其类也（膀胱为肾之腑，不能化气，则关闭而水积。肾属阴，而体为坎，故水从而聚之也）。上下溢于皮肤，故为胕肿。

肾者牝脏也，地气上者属于肾，而生水液也，故曰至阴。勇而劳甚则肾汗出，肾汗出，逢于风，内不得入于脏腑，外不得越于皮肤，客于玄府，行于皮里，传为胕肿，名曰风水（吴注：水因风得，故名风水，所以治水必兼风药。若但腹中坚胀，而身不肿，病名蛊胀，与此不同），所谓玄府者，汗空（孔同）也，故水病下为胕肿大腹，上为喘呼不得卧者，标本俱病（肾本肺标）。故肺为喘呼，肾为水肿，肺为逆不得卧（水气上逆）。《水热穴论》

【素】肾移寒于脾（肾伤于寒，而传之脾，薄其胜己，旧作"肝"误），痈肿少气（寒变为热而痈肿，脾不能运而少气）。

脾移寒于肝（薄其胜己），痈肿筋挛（肝主血，寒则凝而为痈肿，肝主筋，寒则挛缩）。

肝移寒于心（传于所生），狂，隔中（神为寒薄，水火相扇，故狂；寒结于中，故隔塞不通）。

心移寒于肺（乘其所胜），肺消。肺消者饮一溲二，死不治（此为上消。心火铄金，肺不能主气，有降无升，故饮一溲二，未至此甚，犹有可治者。昂按：痈肿、狂、隔、肺消之症，多属火热，而经文俱云"移寒"，若作热解，则下文又有移热一段，诸注随症训释，或言热或言寒，语虽不一，义实难移。窃谓"移寒"，寒字当作病之始言。如隔塞多属热结，若云隔症间有寒隔，痈肿间有寒疡，然属热者多，与狂巅、肺消，均当作寒久变热解，于义始通。若下文移肾涌水，则始终均属阴寒也）。

肺移寒于肾（传于所生），为涌水。涌水者，按腹不坚，水气客于大肠，疾行则鸣，濯濯如囊裹浆，水之病也（肺生水，大肠为肺之腑，肾至阴为水脏，肾本肺标，故聚水为病）。

脾移热于肝（薄其胜己），则为惊衄（肝藏血而主惊，肝脉与督脉会于巅，血随火溢，上脑而出于鼻则衄）。

肝移热于心（传于所生），则死（心为君主，不易受邪。况肝气燥烈，木火相燔，故死）。

心移热于肺（乘其所胜），传为鬲消（此与上文移寒意同，但鬲消为中消，且未至饮一溲二之甚耳，或曰"鬲症""消中"，为二病）。

肺移热于肾（传于所生），传为柔痓（气骨皆热，则髓不生，故骨强而为痓，筋痿而为弛也）。

肾移热于脾（薄其胜己），传为虚肠澼死（水反制土，脾肾俱虚，下痢不禁，故死）。

胞移热于膀胱（以下六腑相移），则癃，溺血（膀胱者，胞之室，热则癃闭。《正理论》曰：热在下焦，则溺血）。膀胱移热于小肠，鬲肠不便，上为口糜（膀胱上口连于小肠，小肠脉循咽下鬲。热结鬲肠，故下不得便，逆上而为口疮）。

小肠移热于大肠，为虑（伏）瘕，为沉（津血结而为瘕。沉，深意，一云"疝"字之误）。

大肠移热于胃，善食而瘦，又谓之食亦（虽食亦瘦，中消之类）。胃移热于胆，亦曰食亦。

胆移热于脑，则辛頞（山根为頞，鼻頞辛辣），鼻渊。鼻渊者，浊涕下不止也（《解精微论》：脑渗为涕），传为衄（鼻血），衊（汗血），瞑目（目昏），故得之气厥也（皆为气逆而然）。《气厥论》

【灵】真头痛，头痛甚，脑尽痛，手足寒至节，死不治。头半寒痛，先取手少阳、阳明，后取足少阳、阳明（此言刺法，偏头痛属少阳病，以脉行头侧也）。

厥心痛，与背相控，善瘛（瘛疭），如从后触其心。伛偻者，肾心痛也。腹胀胸满，心尤痛甚，胃心痛也。痛如以锥针刺其心，心痛甚者，脾心痛也。色苍苍如死状，终日不得太息，肝心痛也。卧若徒居，心痛，间动作痛益甚，色不变，肺心痛也。

真心痛，手足清（冷也，一作"青"）至节，心痛甚，旦发夕死，夕发旦死（心君不易受邪）。《厥病》

【素】颈脉动（结喉旁人迎脉），喘疾咳，曰水（水溢于肺，故颈脉上鼓而喘咳）。目裹（眼胞属脾）微肿，如卧蚕起之状，曰水（《评热病论》：水者阴也，目下亦阴也；腹者，至阴之所居，故水在腹者，目下必肿也）。溺黄赤，安卧者（嗜卧），黄疸。已食如饥者，胃疸（谷疸）。面肿曰风（面为诸阳之会，风属阳，上先受之，故肿，不专于水也），足胫肿曰水，目黄者曰黄疸（湿热上蒸）。《平人气象论》

【素】人身非常温也，非常热也，为之热而烦满者，何也？阴气少而阳气胜也。人身非衣寒也，中非有寒气也，寒从中生者何？是人多痹气也（气不流通），阳气少阴气多，故身寒如从水中出。

人有四肢热，逢风寒如炙如火者，何也？是人者，阴气虚阳气盛，四肢者阳也，两阳相得，而阴气虚少，少水不能灭盛火，而阳独治，独治者，不能生长也，独胜而止耳（孤阳不长，反能为病）。逢风而如炙如火者，是人当肉烁也（风火相扇，能消烁肌肉）。

人有身寒，汤火不能热，厚衣不能温，然不冻栗，是为何病？是人者，素肾气胜，以水为事（欲盛房劳），太阳（膀胱）气衰，肾脂枯不长，一水不能胜两火。肾者水也，而生于骨，肾不生则髓不能满，故寒甚至骨也。所以不能冻栗者，肝一阳也，心二阳也（肝木生火，心为君火），肾孤脏也，一水不能胜二火，故不能冻栗，病名曰骨痹（冻栗为外寒，此为骨痹），是人当挛节也（髓枯则筋缩，故挛节）。

人之肉苛者（麻木不仁），虽近衣絮，犹尚苛也，荣气虚卫气实也（实为偏胜，过犹不及）。荣气虚则不仁（不知痛痒），卫气虚则不用（手足不随人用），荣卫俱虚则不仁且不用，肉如故也，人身与志不相有，曰死。

人有逆气不得卧，而息有音者，是阳明之逆也。足三阳者下行（足三阳从头走足），今逆而上行，故息有音也。阳明者胃脉也，胃者六腑之海，其气亦下行，阳明逆，不得从其道，故不得卧也。《下经》曰：胃不和则卧不安，此之谓也。夫起居如故而息有音者，此肺之络脉逆也（肺主气，司呼吸）。络脉不得随经上下，故留经而不行（络逆不能行于别经）。络脉之病患也微，故起居如故而息有音也。夫不得卧，卧而喘者，是水气之客也。夫水者，循津液而流也，肾者水脏，主津液，主卧与喘也（肺主气，肾纳气，肾脉入肺中，故主喘。夜卧则气行于阴，然必自少阴始，故主卧）。《逆调论》

【灵】人目不瞑，不卧出者，何气使然？曰：五谷入于胃也，其糟粕、津液、宗气分为三隧（糟粕入大小肠为一隧），故宗气积于胸中（膻中气海），出于喉咙，以贯心脉而行呼吸焉。营气者，泌其津液，注之于脉，化以为血，以荣四末，内注五脏六腑，以应刻数焉（宗气合荣气行脉中，为一隧，应漏水百刻）。卫气者，出其悍气之慓疾，而先行于四末、分肉皮肤之间，而不休者也（卫行脉外为一隧）。昼日行于阳，夜行于阴，常从足少阴之分（其行阴也，必自足少阴始），间行于五脏六腑。今厥气（邪逆）客于五脏六腑，则卫气独卫其外，行于阳不得入于阴。行于阳则阳气盛，阳气盛则阳跷陷（阳跷之脉）；不得入于阴，阴虚故目不瞑（《大惑论》作"阳气满则阳跷盛"。又曰：卫气留于阴，不得行于阳，则阴气盛，阴气盛则阴跷满，阳气虚故目闭也）。治之奈何？饮以半夏汤一剂，阴阳已通，其卧立至（以千里长流水扬万遍，取五升，以秫米一升，半夏五合，煮为升半，饮一小杯，稍益，以知为度，覆杯则卧，汗出则已矣。按：半夏能和胃而通阴阳，今人率以为燥而不敢用，误矣）。《邪客》

【素】有病温者，汗出辄复热，而脉躁疾，不为汗衰，狂言不能食，病名阴阳交（王注：阴阳之气不分别。张注：汗乃阴液，外出之阳，阳热不从汗解，复入之阴，名阴阳交。又按《五运行大论》："尺寸反者死""阴阳交者死"，盖言脉也），交者死也。人所以汗出者，皆生于谷，谷生于精，今邪气交争于骨肉，而得汗者，是邪却而精胜也，精胜则当能食，而不复热。复热者，邪气也；汗者，精气也。今汗出而辄复热者，是邪胜也。不能食者，精无俾也（无所俾倚）。病而留者（留邪不退），其寿可立而倾也。且夫《热论》曰：汗出而脉尚躁盛者死（《灵枢·热病论》：热病已得汗，而脉尚躁盛，此阴脉之极也，死；其得汗而脉静者生。热病脉尚盛躁，而不得汗者，此阳脉之极也，死；脉盛躁得汗，静者生）。今脉不与汗相应，此不胜其病也（邪盛正衰）。狂言者是失志（肾藏志，精衰故失志），失志者死。今见三死（汗出复热，脉躁疾，狂言不能食），不见一生，虽愈必死也。

有病身热汗出，烦满不为汗解，此为何病？汗出而身热者风也（风邪未退），汗出而烦满不解者厥也，病名曰风厥。巨阳（太阳）主气，故先受邪，少阴与其为表里也，得热则上从之，从之则厥也（太阳主表，故先受邪，阳邪传入少阴之里，少阴经气，随太阳而逆上）。

劳风法在肺下（肾劳因风而得，故名劳风。肾脉入肺，受风邪在肺下），使人强上冥视（头项强，好闭目），唾出若涕（肾为唾，肺为涕，肾热熏肺，故然），恶风而振寒（阳气内伐，不能卫外，故内发热，而外恶寒），咳出青黄涕，其状如脓，大如弹丸（蕴热所结），从口中若鼻中出，不出则伤肺，伤肺则死也。

有病肾风者，面胕庞然（头面足胕庞然而肿）壅，害于言（肾脉循喉咙，挟舌本），可刺否？曰：虚不当刺。不当刺而刺，后五日其气必至。至必少气时热，从胸背上至头，汗出手热，口干苦渴，小便黄，目下肿，腹中鸣，身重难以行，月事不来，烦而不能食，不能正偃，正偃则咳，病名曰风水。

邪之所凑，其气必虚。阴虚者，阳必凑之（少阴气虚，太阳之热凑之），故少气时热，而汗出也。小便黄者，少腹中有热也（热邪传入膀胱之府）。不能正偃者，胃中不和也（胃不和，则卧不安）。正偃则咳甚，上迫肺也（肾中水气，上迫于肺。《水热穴论》：本在肾，末在肺。《示从容论》：咳嗽烦冤者，是肾气之逆也）。

诸有水气者，微肿先见于目下也。水者阴也，目下亦阴也，腹者至阴之所居（背为阳，腹为阴），故水在腹者，必使目下肿也。真气上逆，故口苦舌干，卧不得正偃，正偃则咳出清水也。诸水病者，故不得卧，卧则惊，惊则咳甚也。腹中鸣者，病本于胃也，薄脾则烦，不能食。食不下者，胃脘隔也。身重难以行者，胃脉在足也（他脉亦有行足者，然胃主润宗筋，宗筋主束骨而利机关者也）。月事不来者，胞脉闭也。胞脉者属心，而络于胞中，今气上逼肺（气，即火也），心气不得下通（心主血），故月事不来也。《评热病论》

【素】有病心腹满，旦食则不能暮食，名为鼓胀（虚胀如鼓，亦名蛊胀），治之以鸡矢醴，一剂知（药病相知），二剂已（其方用羯鸡矢，干者八合，炒香，以无灰酒三碗，煎至一半，滤汁，五更热饮则腹鸣，辰巳时行黑水二三次，次日觉足面渐有皱纹，又饮一次，渐皱至膝上，则愈矣。吴鹤皋曰：朝宽暮急，病在营血，鸡矢秽物，从阴化，可入营血，又气悍能杀虫。又说：羽虫无肺，故无前阴。其矢中之白者，精也。又云：醴乃熟谷之精，能补中土而行营卫）。

有病胸胁支满者，妨于食，病至则先闻腥臊臭（肝气臊，肺气腥，臭气也），出清液（鼻流清涕，肺虚），先唾血（肝肾虚），四肢清（冷也，脾虚），目眩（肝血不足），时时前后血（二便便血），病名血枯。此得之年少时有所大脱血，若醉入房中，气竭肝伤，故月事衰少不来也（肾主闭藏，肝司疏泄，酒色无节，故男为精血衰少，女为月事不来也）。

病有少腹盛，上下左右皆有根，病名曰伏梁（此藏之阴气，诸注皆云与心积伏梁不同。昂按：《脉要精微论》以少腹有形为心疝，亦与此不同）。裹大脓血，居肠胃之外（冲、带二脉部分），不可治，治之每切按之致死。此下则因阴（前后二阴）必下脓血，上则迫胃脘生鬲（生当作"出"），侠（太素作"使"）胃脘内痈（以本有大脓血，在肠胃之外也）。此久病也，难治。居脐上为逆，居脐下为从，勿动亟夺（脐下去心稍远，犹可渐攻）。

人有身体髀股胻皆肿，环脐而痛，病名伏梁（王注谓亦冲脉为病。冲脉并少阴之经，侠脐上行髀股胻，皆其经脉所过），此风根也。其气溢于大肠，而著于肓，肓之原在脐下，故环脐而痛也（腔中空掖处名肓，肓之原出于脖胦，一名气海，一名下肓，故曰脐下）。不可动之，动之则为水溺涩之病（动之，以毒药攻之也。当渐施升散之法，此段与《奇病论》同）。《腹中论》

【素】人有重身（怀妊），九月而瘖（哑也，九月足少阴脉养胎），此胞之络脉绝也（为胎所碍，而脉阻绝）。胞络者，系于肾；少阴之脉贯肾，系舌本，故不能言。无治也，当十月复（十月分娩，则阻者通）。

人有病头痛，以数岁不已，此当有所犯大寒，内至骨髓。髓者以脑为主（脑为髓海），脑逆（寒气上逆），故令头痛，齿亦痛

（齿为骨余），病名曰厥逆。

有病口甘者，此五气之溢也（五味之气），名曰脾瘅（热也）。夫五味入口藏于胃，脾为之行其精气，津液在脾，故令人口甘也（脾在味为甘），此肥美之所发也。此人必数食甘美而多肥也，肥者令人内热，甘者令人中满，故其气上溢，转为消渴（久则成消渴病），治之以兰（兰草），除陈气也（陈郁之气）。

有病口苦者，名曰胆瘅（胆热）。夫肝者，中之将也，取决于胆，咽为之使（胆脉挟咽，肝脉循喉）。此人者，数谋虑不决，故胆虚（肝主谋虑，胆主决断，虚故不决），气上溢（胆热上逆），而口为之苦（吴鹤皋改胆虚作"胆嘘"，欠通。气上溢，即嘘字之义）。

有癃者，一日数十溲，此不足也；身热如炭，头膺如格，人迎躁盛（经曰：人迎者，胃脉也），喘息气逆，此有余也。

太阴脉微细如发者，此不足也。病在太阴（右手气口，太阴肺脉反微细，病有余而脉不足，是脉与病相反也），其盛在胃（左寸口人迎躁盛，热如炭，颈膺格，所谓三盛，病在阳明也），颇在肺（喘息气逆，偏颇在肺），病名曰厥，死不治。此所谓得五有余（身如炭，颈膺格，人迎盛，喘息，气逆），二不足也（溲数，脉微）。外得五有余，内得二不足，此其身不表不里，亦正死明矣（欲泻则里虚，欲补则表盛）。人生而有病巅疾者，此得之在母腹中时，其母有所大惊，气上而不下，精气并居，故令子发为巅疾也（王注作头首之疾。昂按：病由惊起，巅当作癫，若云巅顶，不知是何病也）。《奇病论》

【素】人病胃脘痈者，当候胃脉，沉细者气逆（右关阳明多血多气，不当沉细），逆者人迎甚盛，甚盛则热（右关胃本脉沉细，而左寸人迎反盛，所谓三盛，病在阳明也）。人迎者，胃脉也（王注：结喉旁人迎穴动脉属胃经，今作左寸口脉），逆而盛则热聚于胃口而不行，故胃脘为痈也。

人之不得偃卧者何也？肺者脏之盖也（《灵枢·九针》篇：五脏之应天者肺，肺者，五脏六腑之盖也），肺气盛则脉大，脉大则不得偃卧（肺火盛则喘促奔迫）。

有病怒狂者，生于阳也，治之奈何？夺其食即已。夫食入于阴，长气于阳，故夺其食即已。《病能论》

【灵】夫百病之始生也，皆生于风雨寒暑，阴阳喜怒，饮食居处。大惊卒恐，则血气分离，阴阳破散，经络厥绝，脉道不通，阴阳相逆，卫气稽留，经脉虚空，血气不次，乃失其常。

人之欠者（俗名呵欠），何气使然？卫气昼日行于阳，夜半则行于阴，阴者主夜，夜者卧。阳者主上，阴者主下，故阴气积于下，阳气未尽（夜卧之余，阳气未尽得上），阳引而上，阴引而下，阴阳相引，故数欠。阳气尽，阴气盛，则目瞑；阴气尽而阳气盛，则寤矣。

人之哕者，何气使然（《说文》曰：哕，气牾也。辨者谓是呃逆。东垣以哕为干呕之甚者，人或非之。按《素问·宝命全形篇》曰：病深者，其声哕，哕主声言，则非呕吐明矣。古方书无呃字，或作咳逆，俗名呃忒）？谷入于胃，胃气上注于肺，今有故寒气与新谷气俱还入于胃，新故相乱，真邪相攻，气并相逆，复出于胃，故为哕（昂按：呃逆有实有虚，有寒有热，病原病候，种种不同，此特言其一端耳。若以哕作呕吐，则呃逆亦病中要症，二经岂漫无一字及之哉！）。

人之噫者，何气使然（俗作嗳，气阻而嗳以通之）？寒气客于胃，厥逆，从下上散，复出于胃，故为噫（经曰：心为噫，阳明络属心，阴气盛而上走阳明，故噫）。

人之嚏者，何气使然？阳气和利，满于心，出于鼻，故为嚏（鼻为肺窍，心脉入肺，嚏则肺气通）。

人之哀而泣涕出者，何气使然？心者五脏六腑之主也，目者宗脉之所聚也（耳目皆宗脉之所聚），上液之道也（液上升之道路）。口鼻者，气之门户也。故悲哀愁忧则心动，心动则五脏六腑皆摇，摇则宗脉感，感则液道开，开故泣涕出焉。液者，所以灌精濡空（孔）窍者也，故上液之道开则泣，泣不止则液竭，液竭则精不灌，精不灌则目无所见矣，故命曰夺精（《素问》言泣涕，见后《解精微论》）。

人之太息者，何气使然？忧思则心系急，急则气道约，约则不利，故太息以伸出之。

人之涎下者，何气使然？饮食者，皆入于胃，胃中有热则虫动，虫动则胃缓，胃缓则廉泉开，故涎下（廉泉，舌本穴名，阴维任脉之会。昂按：风中舌本则舌纵难言，廉泉开而流涎沫，此云虫动，尚有未该）。

人之耳中鸣者，何气使然？耳者，宗脉之所聚也（此论他书不载，仅见于此。昂按：人夜卧之时，五官皆不用事，惟耳能听，岂非以宗脉所聚，故能有所警觉也乎？又人在母腹中，仅一血胚，闻雷霆火爆之声，则惊而跳，此时五官未备，而闻性已与外物相通，故《楞严·二十五圆通》独重耳根。孔子亦言：六十而耳顺。则耳之异于诸官也明矣！），故胃中空则宗脉虚，虚则下溜（流），脉有所竭者，故耳鸣（即下文上气不足，耳为之苦鸣之义）。

人之自啮舌者，何气使然？此厥逆走上（火气上逆），脉气使然也（使然，一作"辈至"）。少阴气至则啮舌（舌为手少阴心之窍），少阳气至则啮颊（手少阳三焦脉下颊，足少阳胆脉加颊车），阳明气至则啮唇矣（手阳明大肠脉挟口，足阳明胃脉环唇）。故邪之所在皆为不足。故上气不足，脑为之不满，耳为之苦鸣，头为之苦倾，目为之眩。中气不足，溲便为之变（按：《内经》无遗精、白浊之文，但云：出白、溲白、自淫。溲便变，又云水液混浊，皆属于热），肠为之苦鸣。下气不足，则乃为痿厥心悗（《字汇》：悗，废忘也）。《口问》

【灵】人之善忘者，何气使然？上气不足，下气有余，肠胃实而心肺虚，虚则营卫留于下，久之不以时上，故善忘也（《素问·调经篇》：血并于下，气并于上，乱而善忘）。

人之善饥而不嗜食者，何气使然（饥当嗜食）？精气并于脾，热气留于胃，胃热则消谷，谷消故善饥；胃气逆上，则胃脘寒，故不嗜食也（上脘热，故善消谷；中脘寒，故不嗜食）。《大惑论》

【灵】人之卒然忧恚而言无音者，何道之塞？曰：咽喉者，水谷之道也（食喉管在后，通于胃）；喉咙者，气之所以上下者也（气喉管在前，通于肺）；会厌者，音声之户也（气喉之蔽，以掩饮食，使不错入气喉）；口唇者，音声之扇也；舌者，音声之机也；悬雍垂者（上腭），音声之关也；颃颡者（颃，颈也，又咽也），分气之所泄也；横骨者（未详），神气之所使，主发舌者也。故人之鼻洞，涕出不收者，颃颡不开，分气失也（气无所分）。是故厌小而疾薄，则发气疾，其开阖利，其出气易；其厌大而浓，则开阖难，其气出迟，故重言也。人卒然无音者，寒气客于厌，则厌不能发，发不能下，至其开阖不致，故无音。《忧恚无言论》

【素】诊得心脉而急，病名心疝（诸急为寒，寒气积而为疝），少腹当有形也。心为牡脏（《金匮真言》：阳中之阳心也），小肠为之使，故曰少腹当有形也（心君不易受邪，故腑病而见形于腑）。胃脉病形何如？胃脉实则胀，虚则泄。病成而变何谓？风成为寒热（《生气通天论》：因于露风，乃生寒热），瘅成为消中（邪热在胃，则善食而饥），厥成为巅疾（脏气下虚，厥逆而上，则巅顶眩运，忽然颠仆），久风为飧泄（肝风贼胃土，则食不化而泄利），脉风成为疬（音癞。脉为血府，受风邪久，则血肉瘀坏而为癞），病之变化，不可胜数（不特此数端）。

诸痈肿筋挛骨痛，此寒气之肿，八风之变也（此皆风寒为病。《灵枢·九宫八风》篇：风从南方来，名大弱风，伤人内舍于心，外在于脉。从西南方来，名谋风，伤人内舍于脾，外在于肌。从西方来，名刚风，伤人内舍于肺，外在于皮肤。从西北方来，名折风，伤人内舍于小肠，外在于手太阳脉。从北方来，名大刚风，伤人内舍于肾，外在于骨与肩背之膂筋。从东北方来，名凶风，伤人内舍于大肠，外在于两胁腋骨下及肢节。从东方来，名婴儿风，伤人内舍于肝，外在于筋纽。从东南方来，名弱风，伤人内舍于胃，外在于肌肉）。《脉要精微论》

【灵】足之阳明手之太阳筋急，则口目为僻，眦急不能卒视（《本篇》云：足阳明之筋，上颈挟口，腹筋急，引缺盆及颊，卒口僻，急者目不合，热则筋纵，目不开；寒则急引颊移口。手太阳之筋，属目外眦，应耳中鸣痛，引颔目瞑，良久乃得视）。《经筋》篇

【灵】手屈而不伸者，其病在筋（筋挛）；伸而不屈者，其病在骨（骨痹）。《终始》

【灵】人有八虚，各何以候？曰：以候五脏，肺心有邪，其气留于两肘（肺脉自胸之中府，入肘之侠白等穴，心脉自腋之极泉，行肘之少海等穴）；肝有邪，其气流于两腋（肝脉布胁肋，行腋下期门等穴。此独作流，余皆留字），脾有邪，其气留于两髀（脾脉上膝股内前廉。《经筋篇》：上循阴股，结于髀）；肾有邪，其气留于两腘（膝后曲处，肾脉上腘，出内廉）。凡此八虚者，皆机关之室，真气之所过，血络之所游，邪气恶血，固不得住留，住留则伤经络，骨节机关不得屈伸，故病挛也。《邪客》

【灵】诊目痛，赤脉从上下者，太阳病；从下上者，阳明病（火热则有赤脉。《经筋》篇：太阳为目上网，阳明为目下网）；从外走内者，少阳病（少阳脉行目外眦，瞳子髎之分）。婴儿病，其头毛皆逆上者，必死（血不能濡，如草木将死，枝叶先枯也）。《论病诊尺》

【素】阴盛则梦涉大水恐惧，阳盛则梦大火燔灼，阴阳俱盛则梦相杀毁伤（阴阳交争）；上盛则梦飞，下盛则梦堕；甚饱则梦

与，甚饥则梦取（按：饥饱梦饮食者多，亦犹便急而梦溺也。人之心劳者梦作苦，足酸者梦急行，亦其类也）；肝气盛则梦怒，肺气盛则梦哭（肝志为怒，肺志为悲，此皆病梦也。乐广论梦，为想为因，尚未尽梦之变。凡人之梦，病梦为多也。《灵枢·淫邪发梦》篇与此略同。本篇下文仍有一段，于义无当，故删之。《方盛衰论》亦有说梦一段，不录）。《脉要精微论》

【灵】五脏身有五部，伏兔一（足阳明胃经穴，膝上六寸起肉，一曰膝盖上七寸，以左右各三指按捺，上有肉起如兔状）；腓二，腓者腨也（足肚，一名腨肠，足太阳膀胱经）；背三（中督脉，左右四行皆膀胱经脉）；五脏之输四（心、肝、脾、肺、肾五俞，皆膀胱经穴，膀胱虽主表，而十二俞内通于五脏六腑）；项五（亦督脉，足太阳经）。此五部，有痈疽者死（昂按：阳毒起发者尚可治，若阴毒不起者，断难治也）。《寒热病》

【灵】夫胀者，皆在于脏腑之外，排脏腑而郭胸胁，胀皮肤。营气循脉，卫气逆，为脉胀；卫气并脉循分，为肤胀（马注：营气阴性精专，随宗脉行，不能为胀，惟卫气逆行，并脉循分肉，能为脉胀肤胀）。心胀者，烦心短气，卧不安。肺胀者，虚满而喘咳。肝胀者，胁下满而痛引小腹。脾胀者，善哕，四肢烦悗，体重不能胜衣，卧不安。肾胀者，腹满引背，央央然腰髀痛。胃胀者，腹满，胃脘痛，鼻闻焦臭（心为焦，火气也），妨于食，大便难。大肠胀者，肠鸣而痛濯濯，冬日重感于寒，则飧泄不化。小肠胀者，少腹䐜胀，引腰而痛。膀胱胀者，少腹满而气癃（淋闭）。三焦胀者，气满于皮肤中，轻轻然而不坚。胆胀者，胁下痛胀，口中苦，善太息。《胀论》

【灵】水与肤胀、鼓胀、肠覃、石瘕、石水，何以别之？曰：水始起也，目窠上微肿，如新卧起之状，其颈脉动，时咳，阴股间寒，足胫肿，腹乃大，其水已成矣。以手按其腹，随手而起，如裹水之状，此其候也（《五癃津液别论》曰：阴阳气道不通，四海闭塞，三焦不泻，津液不化，水谷并于肠胃之中，别于回肠，留于下焦，不得入膀胱，则下焦胀，水溢则为水胀）。

肤胀者，寒气客于皮肤之间，鏊鏊然不坚，腹大身尽肿，皮厚，按其腹，窅而不起，腹色不变，此其候也。

鼓胀何如？腹胀身皆大，大与肤胀等也，色苍黄，腹筋起，此其候也（以腹筋起，与肤胀异）。

肠覃何如？寒气客于肠外，与卫气相搏，气不得营，因有所系，癖而内著，恶气乃起，瘜肉乃生。其始生也，大如鸡卵，稍以益大，至其成，如怀子之状，久者离岁（历岁），按之则坚，推之则移，月事以时下（覃客肠外，为气病，故月事时下）。

石瘕生于胞中，寒气客于子门，子门闭塞，气不得通，恶血当泻不泻，衃以留止（衃，音胚，凝血也），日以益大，状如怀子，月事不以时下（瘕在胞中，为血病，故月事不下），皆生于女子，可导而下（石水，经无明文）。《水胀》

【素】今夫热病者，皆伤寒之类也（冬月感风寒而即发者，为正伤寒；或寒毒郁积于内，至春变为温病，至夏变为热病，然其始皆自伤寒致之，故曰"伤寒之类"）。或愈或死，其死皆以六七日之间，其愈皆以十日以上者，何也？曰：巨阳者，诸阳之属也（太阳为诸阳之所宗属），其脉连于风府，故为诸阳主气也（风府，督脉穴，在脑后。督脉总督诸阳）。

人之伤于寒也，则为病热（寒气怫郁，反发为热），热虽甚不死（热甚为在表，为阳症）。其两感于寒而病者，必不免于死（一阴一阳，一脏一腑，表里俱病，故死）。

伤寒一日，巨阳受之（太阳主表，伤寒必由表传里。若郁久而成温病，则又有自内达外者），故头项痛，腰脊强（太阳脉从巅络脑下项，挟脊抵腰）。二日阳明受之（传入阳明，为表之里），阳明主肉，其脉挟鼻

（起鼻頞，循鼻外），络于目（《经别篇》：阳明系目系），故身热目痛而鼻干（金燥故干），不得卧也（阳明主胃，胃不和则卧不安）。

三日少阳受之（传入少阳，为半表半里），少阳主胆，其脉循胁，络于耳，故胸胁痛而耳聋。

三阳经络，皆受其病，而未入于脏者，故可汗而已（邪在三阳之经，尚属表，故宜汗。此脏字非五脏，乃三阴经也。马注以三阴属五脏，故亦谓之脏）。

四日太阴受之（阳邪传阴而入里），太阴脉布胃中，络于嗌，故腹满而嗌干。

五日少阴受之，少阴脉贯肾，络于肺，系舌本，故口燥舌干而渴（阳邪虽入里阴，而皆为热症）。

六日厥阴受之，厥阴脉循阴器而络于肝，故烦满而囊缩（《灵枢·经筋》篇：厥阴筋循阴股，结于阴器，伤于内则不起，伤于寒则阴缩入，伤于热则挺纵不收；昂按：阴症忌用寒药，然舌卷囊缩，有寒极而缩者，宜用四逆、吴茱、火灸、葱熨等法。又有阳明之热，陷入厥阴，阳明主润宗筋，宗筋为热所攻，弗荣而急，亦致舌卷囊缩，此为热极，宜大承气以泻阳救阴，不可不知）。

三阴三阳，五脏六腑皆受病，荣卫不行，五脏不通，则死矣（《内经》言伤寒，分足经而不列手经。仲景《伤寒论》宗之，遂有伤寒传足不传手之说。昂按：仲景分经虽主于足，至其用药，亦未尝遗手经也。先正以麻黄、桂枝皆肺经药，承气、白虎亦三焦、大肠之药，至泻心汤则前言泻心矣。刘草窗曰：足太阳少阴属水，水得寒而冰；足阳明太阴属土，土得寒而圻；足少阳厥阴属木，木得寒而凋。故寒喜阳之。手六经则属火与金，火得寒而愈烈，金得寒而愈刚，故寒不能伤。创论新异，世多奇之。一阳子何东辨之曰：刘子将人身荣卫经络上下截断，下一段受病，上一段无干，失血气周流瞬息罔间之旨矣。《内经》云：五脏六腑皆受病。谓五脏六腑而无手六经可乎？《经》又云：人之伤寒则为病热。既曰病热，则无"水冰、土圻、木凋"之说，而有"金烁、火亢"之征矣。且列手经受病甚晰，见《医方集解》)。

其不两感于寒者，七日巨阳病衰，头痛少愈（此亦七日来复之义。马注曰：世有再传经之说，本篇及伤寒论，原无此义，乃成无己注释之谬也。阳表阴里，自太阳以至厥阴，犹入户升堂以入室矣，厥阴复传太阳，尚有数经隔之，岂有遽出而传之之理？本篇"衰"字最妙，谓初感之邪，尚未尽衰则可，断非再出而传太阳也)。

八日阳明病衰，身热少愈。

九日少阳病衰，耳聋微闻。十日太阴病衰，腹减如故，则思饮食。

十一日少阴病衰，渴止不满，舌干已而嚏（嚏为阳气和利)。

十二日厥阴病衰，囊纵，少腹微下，大气皆去，病日已矣。

治之各通其脏脉，病日衰已矣。其未满三日者，可汗而已；其满三日者，可泄而已（此言表里之大凡也。伤寒有循经传者，有越经传者，有表里传者，有传二三经而止者，有始终止在一经者，故有八九日而仍在表，有二三日即已传里，又有不由表而直中里者。可汗可泄，当审症察脉，不可执泥。王注：虽日过多，但有表症，而脉大浮数，犹宜发汗；日数虽少，即有里症，而脉沉细数，犹宜下之)。

热病已愈，时有所遗者（遗邪)，何也？热甚而强食之，故有所遗也。若此者，皆病已衰，而热有所藏（余热未尽)，因其谷气相薄，两热相合，故有所遗也（脾胃尚弱，不能消谷)。病热少愈，食肉则复（肉甚于谷，故病复)；多食则遗，此其禁也。

两感于寒者，病一日则巨阳与少阴俱病，则头痛、口干而烦满；二日则阳明与太阴俱病，则腹满、身热、不欲食、谵言。三日则少阳与厥阴俱病，则耳聋、囊缩而厥，水浆不入，不知人，六日死。

五脏已伤，六腑不通，荣卫不行，如是之后，三日乃死，何也？曰：阳明者，十二经脉之长也，其血气盛（阳明多血多气），故不知人，三日其气乃尽，故死矣（胃气绝乃死）。

凡病伤寒而成温者，先夏至日者为病温，后夏至日者为病暑，暑当与汗皆出，勿止。《热论》

【素】夫痎疟皆生于风（王注：痎，犹老也。杨上善云：此经或云痎疟，或但云疟，不必以日发、间日以定痎也）。其畜作有时者，何也？曰：疟之始发也，先起于毫毛伸欠（毫毛属表，伸欠为阴阳相引），乃作寒栗鼓颔，腰脊俱痛，寒去则内外皆热，头痛如破，渴欲冷饮。何气使然？曰：阴阳上下交争，虚实更作，阴阳相移也（阳病者，上行极而下；阴病者，下行极而上。阳虚生外寒，阴盛生内寒，阳盛生外热，阴虚生内热。故有交争更作，相移之患）。

阳并于阴，则阴实而阳虚。阳明虚，则寒栗鼓颔也（阳明胃脉，循颐出大迎，循颊车）；巨阳虚，则腰背头项痛（太阳经脉所过，按疟邪居半表半里，属少阳经。本篇言阳明、太阳，而不及少阳，下文又曰三阳俱虚，盖太阳为开，阳明为阖，少阳为枢也。又说太阳寒水，行身后为表；阳明燥金，行身前为表之里；邪在于中，近后膀胱水则寒，近前阳明燥则热也）。三阳俱虚，则阴气胜，阴气胜，则骨寒而痛（阴主骨，寒主痛），寒生于内，故中外皆寒（阳虚外寒，阴虚内寒）。

阳盛则外热，阴虚则内热，外内皆热（阴寒既极，则复并出之阳，阳实阴虚，故外内皆热），则喘而渴（热伤气故喘，热伤津故渴），故欲冷饮也。此皆得之夏伤于暑（暑邪），热气盛，藏于皮肤之内，肠胃之外，此营气之所舍也（表之内，里之外，营气之所居，热伤营气，遇卫气应乃作），此（指暑气）令人汗空（孔）疏，腠理开，因得秋气，汗出遇风（风邪），及得之以浴，水气（湿邪）舍于皮肤之内，与卫气并居（邪伤于卫）。

卫气者，昼日行于阳（六阳经），夜行于阴（六阴经），此气得阳而外出，得阴而内薄（外出故热，内薄故寒），内外相薄（疟邪居半表半里，故内外相薄），是以日作（一日一发）。

其气（邪气）之舍深，内薄于阴，阳气独发，阴邪内著，阴与阳争不得出，是以间日而作也（人有慓悍之气，行于大经之隧，为卫气。邪气感人，藏于分肉，不与大经之气会遇，则不发；邪气出于分肉，流于大经，邪正相遇，不能兼容而交争，则发矣。邪入于阳，则感浅而道近，故日作；邪入于阴，则感深而道远，阴邪与卫气相争，不能与卫气俱行，故间日作）。

其作日晏与其日早者，何气使然？曰：邪气客于风府，循膂而下（脊两旁为膂，挟脊而下行，至尾骶骨），卫气一日一夜，大会于风府（督脉穴在项后，入发际一寸，项骨有三椎，其下乃是大椎，又名百劳。大椎以下至尾骶有二十一节，共二十四节，云应二十四气，疟一日，行一节），其明日，日下一节，故其作也晏（阳邪传入阴分，则作日晏）。此先客于脊背也，每至于风府，则腠理开，开则邪气入，入则病作，以此日作稍晏也（日下一节，则上会风府也益迟）。其出于风府，日下一节，二十五日下至骶骨（脊骨尽处），二十六日入于脊内（复行上脊），注于伏膂之脉（王注：谓膂筋之间，肾脉之伏行者也。《甲乙经》作太冲之脉，巢元方作伏冲，谓冲脉之上行者也。按：冲脉入肾之络，亦与肾脉并行，张注作伏冲、膂筋二脉）。其气上行，九日出于缺盆之中（足阳明穴，肩下横骨陷中），其气日高，故作日益早也（阴分传出阳分，则作日早，病易愈矣）。

其间日发者，由邪气内薄于五脏（疟有经疟、脏疟，邪深者则入脏），横连募原也（膈膜之原），其道远，其气深，其行迟，不能与卫气俱行，不得皆出，故间日乃作也。

卫气日下一节，其气之发也，不当风府，其日作者奈何？曰：虚实不同，邪中异所，则不得当其风府也。故邪中于头项者，气至头项而病；中于背者，气至背而病；中于腰脊者，气至腰脊而病；中于手足者，气至手足而病。卫气之所在，与邪气相合则病作。故风无常府，卫气之所发，必开其腠理，邪气之所合，则其府也。

夫风（风症）之与疟也，相似同类，而风独常在，疟得有时而休者何也？曰：风气留其处，故常在；疟气随经络，沉以内薄，故卫气应乃作（昂按：卫为阳主表，疟疾虽有陷入阴经者，然必待卫气应乃作，是为阴中有阳，故虽甚而不至于杀人也。《灵枢·岁露论》与此篇略同）。

疟先寒而后热者，何也？夏伤于大暑，其汗大出，腠理开发，因遇夏气凄沧之水寒（《甲乙》《太素》并作小寒），藏于腠理皮肤之中，秋伤于风，则病成矣。夫寒者，阴气也（阴邪）；风者，阳气也（阳邪），先伤于寒，而后伤于风，故先寒而后热也。病以时作，名曰寒疟。

先热而后寒者，何也？此先伤于风，而后伤于寒，故先热而后寒也。亦以时作，名曰温疟。

其但热而不寒者，阴气先绝，阳气独发，则少气烦冤，手足热而欲呕，名曰瘅疟。

温疟者，得之冬中于风，寒气藏于骨髓之中，至春则阳气大发，邪气不能自出，因遇大暑，脑髓烁，肌肉消，腠理发泄，或有所用力，邪气与汗皆出，此病藏于肾（经），其气先从内出之于外也（昂按：此即春温之症，寒气积久，自内达外，非犹伤寒之由表传里也。王安道曰：每见治温热病，误攻其里，亦无大害；误发其表，变不可言。此足明其热之自内达外矣）。如是者，阴虚而阳盛，阳盛则热矣；衰则气复反入，入则阳虚，阳虚则寒矣。故先热而后寒，名曰温疟。

瘅疟者，肺素有热，气盛于身，厥逆上冲，中气实而不外泄，因有所用力，腠理开，风寒舍于皮肤之内，分肉之间而发，发则阳气盛，阳气盛而不衰，则病矣。其气（邪气）不及于阴，故但热而不寒；气内藏于心（昂按：此病当是肺瘅、心瘅之类，与前脾瘅、胆瘅同。瘅，热也），而外舍于分肉之间，令人消烁脱（一作肌）肉，故命曰瘅疟（李士材曰：温疟舍于肾，瘅疟舍于肺与心，温疟即伤寒也。故《伤寒论》有温疟一症，瘅疟则火盛乘金，阴虚阳亢，二者皆非真疟也）。

夫疟之始发也，阳气并于阴，当是之时，阳虚而阴盛，外无气，故先寒栗也。阴气逆极，则复出之阳，阳与阴复并于外，则阴虚而阳实，故先热而渴（王注：阴盛则胃寒，故战栗；阳盛则胃热，故欲饮）。

夫疟气者，并于阳则阳胜，并于阴则阴胜，阴胜则寒，阳胜则热。疟者，风寒之气不常也，病极则复（发已则复如平人，如后文极则阴阳俱衰也），至病之发也（"至"字有连上句读者，言寒热复至，今从王氏），如火之热，如风雨不可当也。故《经》言曰：方其盛时必毁（方盛而泻之，必毁伤真气），因其衰也，事必大昌，此之谓也。

夫疟之未发也，阴未并阳，阳未并阴，因而调之，真气得安，邪气乃亡，故工不能治其已发，为其气逆也（疟正发时，不可服药，若服药则寒药助寒，热药助热，反增其病）。

疟气者，必更盛更虚，当气之所在也。病在阳则热而脉躁，在阴则寒而脉静，极则阴阳俱衰，卫气相离故病得休，卫气集则复病也。

时有间二日或至数日发，或渴或不渴，何也？其间日者，邪气与卫气客于六腑，而有时相失，不能相得，故休数日乃作也。疟者，阴阳更胜也，或甚或不甚，故或渴或不渴（阳盛则渴，阴盛则不渴）。

疟之且发也，阴阳之且移也，必从四末始也（手足十指，为三阴三阳经脉所从起。故后《刺疟篇》曰：诸疟而脉不见，刺十指间出血，血出必已）。

其以秋病者寒甚（秋气栗烈），以冬病者寒不甚（阳气内藏），以春病者恶风（阳方升而腠理开），以夏病者多汗（气热而津液外泄）。《疟论》

【素】足太阳之疟，令人腰痛头重，寒从背起（经脉所过），先寒后热，熇熇暍暍（音谒）然（热貌），热止汗出难已。

足少阳之疟，令人身体解㑊，寒不甚，热不甚（即解㑊也），恶见人（胆木盛则克胃土，胃热盛则恶人），见人心惕惕然（胆虚），热多汗出甚。

足阳明之疟，令人先寒洒淅，洒淅寒甚（阳虚生外寒），久乃热，热去汗出，喜见日月光，火气乃快然（阳明多血多气，热盛则恶人与火，今反喜之者，胃虚故也）。

足太阴之疟，令人不乐，好太息（脾不运而气不舒），不嗜食，多寒热（脾虚恶寒，胃虚恶热，故疟疾又谓之脾寒），汗出，病至则善呕（脾脉络胃，挟咽），呕已乃衰。

足少阴之疟，令人呕吐甚（肾脉贯膈入肺，循喉咙），多寒热，热多寒少（水衰火旺），欲闭户牖而处，其病难已（阳明胃脉病，欲独闭户牖而处，今胃病见肾中，为土刑于水，故难已）。

足厥阴之疟，令人腰痛，少腹满，小便不利，如癃状（癃闭，厥阴脉环阴器，抵小腹），非癃也，数便意，恐惧，气不足（肝气有余则怒，不足则恐），腹中悒悒（木气不舒。昂按：《伤寒》言足经而不及手经，本篇论疟，亦言足而不及手经，岂疟邪亦传足不传手乎？抑足经可以该手经也？篇后言府疟，仅胃府而不及他府，又岂以胃为六府之长乎？）。

肺疟者，令人心寒（肺为心盖，脉入心中，邪反乘其胜已），寒甚热（肺主皮毛，主表，亦能作寒作热），热间善惊（肝主惊而金克木），如有所见者（心气不足，肺邪有余）。

心疟者，令人烦心甚，欲得清水，反寒多，不甚热（寒多不甚热而嗜水，未详。按《太素》云：欲得清水，反寒多，寒不甚，热甚也）。

肝疟者，令人色苍苍然，太息（木气不舒），其状若死者（生气不荣）。

脾疟者，令人寒（脾虚恶寒），腹中痛，热则肠中鸣（火气冲击），鸣已汗出（热蒸为汗）。

肾疟者，令人洒洒然（寒意），腰脊痛（腰为肾府，膀胱与肾相表里，脉贯腰脊），宛转大便难（肾主二便），目眴眴然（水亏），手足寒（阳虚）。

胃疟者，令人且（将）病也，善饥而不能食（胃热故善饥，脾虚故不能食），食而支满腹大（脉循腹里）。

诸疟而脉不见，刺十指间出血，血出必已（刺井穴，脉始出处）。《刺疟篇》

【素】肺之令人咳何也（肺属金而主气，其变动为咳）？曰：五脏六腑皆令人咳，非独肺也（张注：五脏六腑之邪，皆能上归于肺而为咳也）。皮毛者，肺之合也，皮毛先受邪气，邪气以从其合也。其寒饮食入胃（皮毛受寒为外伤寒，餐寒饮冷为内伤寒。今人惟知外伤寒而不知有内伤寒，讹为阴症者是也。不读《内经》，乌能知此？），从肺脉上至于肺则肺寒（肺恶寒），肺寒则外内合邪，因而客之，则为肺咳。五脏各以其时受病，非其时各传以与之（时，旺月也。非其时，则各传与肺而作咳。昂按：心、小肠、肝、胆、三焦之火，脾、肾、膀胱之湿，胃、大肠之燥，传入于肺，皆能作咳，不独风寒也。马注作肺传邪于五脏而咳，李士材宗之，谬！观篇首肺之令人咳，篇后关于肺二语，则咳之必由于肺明矣）。时感于寒则受病，微则为咳（凡伤风寒嗽者为轻），甚者为泻、为痛（寒邪入里，则为泄为痛，不传于肺，而不作咳矣）。乘秋则肺先受邪，乘春则肝先受之，乘夏则心先受之，乘至阴（四季）则脾先受之，乘冬则肾先受之（张注言先受者，谓次则传及于肺而作咳也。昂按：若不传则各为本脏之病，若移邪于他脏，则又为他病矣）。

肺咳之状，咳而喘息有音（肺藏气而主喘主音），甚则唾血（肺络伤则唾，此本经自病）。

心咳之状，咳则心痛，喉中介介如梗状，甚则咽肿喉痹（此五脏之移邪，心脉侠咽，火旺克金）。

肝咳之状，咳则两胁下痛（肝脉布胁肋，上注肺），甚则不可以转，转则两胠（即胁）下满。

脾咳之状，咳则右胁下痛（脾主右），阴阴引肩背（俞在肩背），甚则不可以动，动则咳剧。

肾咳之状，咳则腰痛相引而痛（肾脉入肺，贯脊，腰为肾府），甚则咳涎（脾为涎，肾为唾，涎唾相近。马注：东垣治五脏咳，肺用麻黄汤，心用桔梗汤，肝用小柴胡汤，脾用升麻汤，肾用麻黄附子细辛汤，虽未必尽中，姑备采择）。

五脏之久咳，乃移于六府。脾咳不已，则胃受之，胃咳之状，咳而呕（胃寒则呕），呕甚则长虫出。

肝咳不已，则胆受之，胆咳之状，咳呕胆汁。

肺咳不已，则大肠受之，大肠咳状，咳而遗失（《甲乙》作矢，是，大肠为传导之官，寒入则遗矢）。

心咳不已，则小肠受之，小肠咳状，咳而失气，气与咳俱失（气下奔而出屁）。

肾咳不已，则膀胱受之，膀胱咳状，咳而遗溺。

久咳不已，则三焦受之，三焦咳状，咳而腹满，不欲食饮（上中二焦脉循胃口），此皆聚于胃（胃为五脏六腑之海），关于肺（昂按：肺主气，又属金，主声，故咳必由于肺也。凡伤风寒而咳嗽者为轻，以肺主皮毛而在表也。若风寒径伤经络腑脏，而不传于肺，则不咳，不咳者重，如真伤寒类伤寒之属是也。又有久病火热伤肺，而为咳痰咳血声哑声嘶者，此病久传变之咳，亦重

症也），使人多涕唾（凡咳嗽必多涕唾），而面浮肿，气逆也（气逆故咳
而面亦肿。马注：东垣治六腑咳，胃用乌梅丸；胆用黄芩加半夏生姜汤；大肠用赤
石脂禹余粮汤、桃花汤，不止，用猪苓汤分水；小肠用芍药甘草汤；膀胱用茯苓甘
草汤；三焦用钱氏异功散）。《咳论》

　　【素】举痛论（举痛者，举凡痛而为言也。吴鹤皋改作卒痛论，亦有痛而
不卒者，又何以说焉？），经脉流行不止，环周不休，寒气入经而稽
迟，泣（涩）而不行，客于脉外则血少，客于脉中则气不通，故
卒然而痛。其痛或卒然而止者，或痛甚不休者，或痛甚不可按
者，或按之而痛止者，或按之无益者，或喘动应手者，或心与
背相引而痛者，或胁肋与少腹相引而痛者，或腹痛引阴股者，
或痛宿昔而成积者，或卒然痛死不知人，有少间复生者，或痛
而呕者，或腹痛而后泄者，或痛而闭不通者。寒气客于脉外则
脉寒，脉寒则缩蜷，缩蜷则脉绌急（逢寒则急），绌急则外引小
络，故卒然而痛，得炅则痛立止（炅，音炯，热也。热则血气行，而寒
邪散），因重中于寒，则痛久矣。

　　寒气客于经脉之中，与炅气相薄则脉满，满则痛而不可按
也。寒气稽留，炅气从上，则脉充大，而血气乱，故痛甚不可
按也。

　　寒气客于肠胃之间，膜原之下（鬲之膜，肓之原），血不得散
（寒则血凝），小络急引故痛，按之则血气散，故按之痛止。

　　寒气客于挟脊之脉（督脉），则深，按之不能及，故按之无
益也。

　　寒气客于冲脉，冲脉起于关元（穴在脐下三寸，其本起于肾下，出
关元而上），随腹直上（会于咽喉），寒气客则脉不通，脉不通则气
因之，故喘动应手矣（冲脉与少阴肾脉并行，少阴之气，因之上满，故喘动
应手）。

寒气客于背俞之脉（背之心俞），则脉泣，脉泣则血虚，血虚
则痛，其俞注于心（心主血，背俞属膀胱经，凡五脏六腑之俞，皆属膀胱经，
而内通于脏腑），故相引而痛，按之则热气至，热气至则痛止矣。

寒气客于厥阴之脉，厥阴之脉者络阴器，系于肝，寒气客
于脉中则血泣脉急，故胁肋与小腹相引痛矣（肝脉布胁肋，抵小腹）。
厥气客于阴股（厥阴脉循股阴），寒气上及少腹，血泣在下相引，
故腹痛引阴股。

寒气客于小肠膜原之间，络血之中，血泣不能注于大经，
血气稽留不得行，故宿昔而成积矣（按：此即今之小肠气也）。

寒气客于五脏，厥逆上泄（呕吐），阴气竭，阳气未入，故
卒然痛死不知人，气复反，则生矣。

寒气客于肠胃，厥逆上出，故痛而呕也（此为寒呕，亦有胃热上
冲而呕者）。

寒气客于小肠，小肠不得成聚，故后泄腹痛矣（小肠为受盛
之官，寒客之，故不能成聚，传入大肠而泄也）。热气留于小肠，肠中痛，
瘅热焦渴，则坚干不得出（热伤津），故痛而闭不通矣（通则不痛，
痛则不通）。

视其五色，黄赤为热，白为寒，青黑为痛。

百病生于气也，怒则气上，喜则气缓，悲则气消，恐则气
下，寒则气收，炅则气泄，惊则气乱，劳则气耗，思则气结。
九气不同，何病之生？曰：怒则气逆，甚则呕血（火逼血随气而上
升），及飧泄（木上盛克土，故下为飧泄），故气上矣；喜则气和志达，
荣卫通利，故气缓矣（和缓）；悲则心系急，肺布叶举（肺叶随心
系，而开布张举），而上焦不通，荣卫不散（上焦宗气不得布散于荣卫），
热气在中，则气消矣（热伤气）；恐则精却（恐伤肾，故精气却退），却
则上焦闭，闭则气还，还则下焦胀（不能上行，还而为胀），故气不

行矣（新校正：气不行，当作"气下行"）。

寒则腠理闭，气不行，故气收矣（王注：腠，谓津液渗泄之所；理，谓文理逢会之中。昂按：凡伤寒必卫气闭拒，故治寒疾者，多用发散之剂）。

灵则腠理开，荣卫通，汗大泄，故气泄矣。

惊则心无所倚，神无所归，虑无所定，故气乱矣。

劳则喘息汗出，外内皆越（越其常度），故气耗矣。

思则心有所存，神有所归，正气留而不行，故气结矣（志之所至，气亦至焉）。《举痛》

【素】风之伤人也，或为寒热，或为热中，或为寒中，或为疠（癞）风，或为偏枯，或为风也（下文诸风）。其病各异，其名不同，或内至五脏六腑，愿闻其说。曰：风气藏于皮肤之间，内不得通，外不得泄（此风邪初感于表，玄府封闭，故内不得通，外不得泄。昂按：寒邪有饮冷而内伤者，风邪则俱从外入），风者善行而数变，腠理开则洒然寒，闭则热而闷（风内郁而为热）。其寒也，则衰饮食（胃中寒，则食少）；其热也，则消肌肉（热入内，则肉消）。故使人怢（音突）栗（寒意），而不能食，名曰寒热。

风气与阳明入胃，循脉而上，至目内眦，其人肥则风气不得外泄，则为热中而目黄（风内郁而为热为黄），人瘦则外泄而寒，则为寒中（腠理疏而外泄，故中寒）而泣出（多泪）。

风气与太阳俱入，行诸脉俞（脏腑十二俞穴，皆在背面，属太阳经），散于分肉之间（卫气行处），与卫气相干，其道不利（风气与卫气相薄，为所持阻），故使肌肉愤䐜（音嗔）而有疡（疮痈），卫气有所凝而不行，故其肉有不仁也（卫气久不流通，则肉顽痹，不知痛痒）。

疠者，有荣气热胕（腐同，荣卫脉中，风入营血，变为热而血肉腐坏），其气不清，故使其鼻柱坏（气为呼吸出入之处）而色败，皮肤疡溃。风寒客于脉而不去，名曰疠风，或名曰寒热（王注：始为寒热，成为疠风）。

以春甲乙（属木），伤于风者，为肝风；以夏丙丁（属火），伤于风者，为心风；以季夏戊己（属土），伤于邪者，为脾风；以秋庚辛（属金），中于邪者，为肺风；以冬壬癸（属水），中于邪者，为肾风。

风中五脏六腑之俞（穴俞），亦为脏腑之风（故有中经、中腑、中脏之殊），风各入其门户，所中则为偏风（或左或右，或上或下，偏中一处，则为偏枯）。

风气循风府而上（脑后穴名），则为脑风。风入系头，则为目风，眼寒（眼当畏寒，目在前而系在脑后，故曰系头。《灵枢·终始》篇：足太阳有通顶入脑者，正属目本，名曰眼系，头目苦痛取之）。饮酒中风，则为漏风（多汗）。入房汗出中风，则为内风（令人遗精咳血，寝汗骨蒸）。新沐中风，则为首风。久风入中，则为肠风（便血），飧泄（食不化，而泄泻）。外在腠理，则为泄风（多汗）。

故风者，百病之长也，至其变化，乃为他病也，无常方然，致有风气也（致有风气诸病）。

肺风之状，多汗恶风（伤寒无汗，伤风有汗，故伤风皆有汗恶风，汗出皮腠疏，故恶风），色皏（音烹，上声）然白，时咳短气（本经病），昼日则瘥，暮则甚（暮则阳气入里，风内应之，故甚。或曰：昼则肺垂而顺，夜则偏壅），诊在眉上，其色白（眉上，阙庭之部，《灵枢·五色》篇：阙中者，肺也）。

心风之状，多汗恶风，焦绝善怒吓，赤色，病甚则言不可快（心脉挟咽喉而主舌，风中之，故难言），诊在口（唇），其色赤。

肝风之状，多汗恶风，善悲（悲为肺志，金来克木），色微苍，嗌干（脉循喉咙），善怒（肝志怒），时憎女子（肝脉络阴器而主筋，肝衰则恶色，凡阳痿者，皆筋衰也），诊在目下，其色青。

脾风之状，多汗恶风，身体怠惰，四肢不欲动（脾主四肢），色薄微黄，不嗜食，诊在鼻上，其色黄（鼻居中央主土）。

肾风之状，多汗恶风，面庞然浮肿（肾有水则面肿，有风面亦肿，《平人气象论》：面肿曰风），脊痛（肾脉贯脊），不能正立（骨衰），其色炲（音台，黑色），隐曲不利（肾精衰，则不能交接），诊在肌上（精衰则肌不泽），其色黑。

胃风之状，颈多汗恶风（胃脉从颐，循喉咙，下缺盆），食饮不下，鬲塞不通（胃脉下鬲，属胃络脾），腹善满（脉循腹里），失衣则䐜胀（外寒则胀），食寒则泄，诊形瘦而腹大。

首风之状，头面多汗恶风，当先风一日则病甚（人身阳旺，外应于风），头痛不可以出内，至其风日，则病少愈。

漏风之状，或多汗，常不可单衣（汗多腠疏，故常畏寒。马注作畏热，虽单衣亦欲却之。昂按：既云畏热，下何以又言恶风乎？），食则汗出，甚则身汗，喘息，恶风，衣常濡，口干善渴（外多汗则中干），不能劳事（漏风即酒风也。《病能论》有病身热解堕，汗出如浴，恶风少气，病名酒风）。

泄风之状，多汗，汗出泄衣上，口中干，上渍其风，不能劳事，身体尽痛则寒（有风故痛，汗多亡阳故寒。按：《风论》《痹论》《痿论》分为三篇，病原不同，治法亦异，今世多混同论治，故丹溪著论辨之。又按：中风大法有四：一曰偏枯，半身不遂也；二曰风痱，身无痛痒，四肢不收也；三曰风懿，奄忽不知人也；四曰风痹，诸痹类风状也。由此观之，则风懿类厥症，风痹类痹症，大抵风、痹、痿、厥四症，多有相类之处。又按《灵枢·寿夭刚柔》篇：病在阳者曰风，病在阴者曰痹，阴阳俱病曰风痹。病有形而不痛者，阳之类也；无形而痛者，阴之类也）。《风论》

【素】风、寒、湿三气杂至，合而为痹也（合中有分，分中有合）。其风气胜者为行痹（三气各以一气主病，合中有分。风者善行数变，故走易不定者，为行痹，俗谓之流火），寒气胜者为痛痹（阴寒为痛），湿气胜者为著痹也（著而不移）。

其有五者何也？以冬遇此者为骨痹（肾主骨，此指风寒湿也。《灵枢·长刺节论》：骨重不可举，骨髓酸痛，名骨痹），以春遇此者为筋痹（肝主筋。《长刺节论》：筋挛骨痛，不可行，名筋痹），以夏遇此者为脉痹（心主脉），以至阴（四季）遇此者为肌痹（脾主肌肉。《长刺节论》：肌肤尽痛，名曰肌痹），以秋遇此者为皮痹（肺主皮）。

内舍五脏六腑，何气使然？曰：五脏皆有合，病久而不去者，内舍于其合也（如肝合筋，心合脉等，凡病皆然，久而内舍，则为脏腑之痹矣）。故骨痹不已，复感于邪，内舍于肾（经邪入脏，下同）；筋痹不已，复感于邪，内舍于肝；脉痹不已，复感于邪，内舍于心；肌痹不已，复感于邪，内舍于脾；皮痹不已，复感于邪，内舍于肺。

所谓痹者，各以其时（气旺之月），重感于风寒湿之气也。

肺痹者，烦满（王海藏曰：烦出于肺，盖心火旺则金燥也），喘而呕（肺主气，故喘；脉循胃口，故呕）。

心痹者，脉不通（心主脉），烦则心下鼓（火扰故烦，血不足则心下鼓动），暴上气而喘（心脉上肺，火盛克金，故上气而喘），嗌干（心脉挟咽），善噫（心为噫），厥气上则恐（肾志恐，肾水上逆而凌心）。

肝痹者，夜卧则惊（肝主惊，寐则神藏于肝），多饮，数小便，上为引如怀（肝脉环阴器，抵小腹，故便数，痛引小腹，状如怀妊）。

肾痹者，善胀（肾者胃之关，关门不利，故胀），尻以代踵，脊以代头（尻，苦高切，臀也。肾脉起足下，足不能行，而以尻代之；肾脉贯脊，头反下而脊高，皆蜷屈之状也）。

脾痹者，四肢解堕（脾主四肢），发咳呕汁，上为大塞（脾脉络胃，上膈挟咽，故呕咳而上焦隔塞）。

肠痹者，数饮而出不得（肠中有热，故多饮，而小便复难），中气喘争，时发飧泄（邪正奔喘交争，时或通利，则又为飧泄）。

胞痹者，少腹膀胱按之内痛，若沃以汤，涩于小便（膀胱在少腹之内，胞在膀胱之内，胞受风寒湿气，郁而为热，故然），上为清涕（精室与髓海相通，小便既涩，太阳经气不得下行，故上烁其脑，而为清涕）。

阴气者，静则神藏，躁则消亡（五脏皆属阴而藏神。王注：此言五脏受邪而为痹也）。饮食自倍，肠胃乃伤（王注：此言六腑受邪而为痹也，脏以躁动致伤，腑以饮食见损）。

淫气（气妄行而过者）喘息，痹聚在肺；淫气忧思，痹聚在心；淫气遗溺，痹聚在肾；淫气竭乏（阴血枯竭），痹聚在肝；淫气肌绝（肌气阻绝，不知痛痒），痹聚在脾。诸痹不已，亦益内也（即前内合数条）。

其风气胜者，其人易已也（风为阳邪，寒湿为阴邪）。其入脏者死（一脏痹则五脏不能流通，故死），其留连筋骨间者痛久，其留皮肤间者易已。

六腑亦各有俞（俞穴。王注谓：膀胱经六俞内通六腑。马注：凡六腑之穴，皆可入邪），风寒湿气中其俞，而食饮应之（饮食失节），循俞而入，各舍其腑也（六腑痹。昂按：六腑前文只列肠痹、胞痹，三焦有名无形，肌附于脾，胃为脏腑之海，故不复别言痹也）。

痹，或痛或不痛，或不仁，或寒或热，或燥或湿，何也？曰：痛者，寒气多也，有寒故痛也（阴寒凝聚而作痛）。其不痛不仁者，病久入深，营卫之行涩（气血不足），经络时疏（空疏），故不痛（《素问》作不通，疑误。《甲乙经》作不痛，今从之，不痛者重）。皮肤不营（无血充养），故为不仁（顽痹麻木）。其寒者，阳气少，阴气多，与病相益，故寒也（本感寒湿，而阴气复益之）。其热者，阳气多，阴气少，病气胜，阳遭阴，故为痹热（风为阳邪，卫气又胜，阴不能胜阳）。其多汗而濡者，此其逢湿甚也，阳气少，阴气盛，两气相感（阴气，湿气），故汗出而濡也。

痹病不痛何也？痹在于骨则重，在于脉则血凝而不流，在于筋则屈不伸，在于肉则不仁，在皮则寒，故具此五者，故不痛也（痛则血气犹能周流，五者为气血不足，皆重于痛，故不复作痛，诸解欠明）。

凡痹之类，逢寒则急（寒则筋急。"急"字《素问》作"虫"。王注：如虫行皮中。《甲乙经》作"急"，今从之），逢热则纵（热则筋弛，故《痿论》专言热）。

营卫之气，亦令人痹乎？曰：营者，水谷之精气也，和调于五脏（六阴经），洒陈于六腑（六阳经），乃能入于脉也（《正理论》曰：谷入于胃，脉道乃行；水入于经，其血乃成），故循脉上下，贯五脏，络六腑也（荣行脉中）。卫者，水谷之悍气也，其气慓疾滑利，不能入于脉也（卫行脉外），故循皮肤之中，分肉之间（肉之腠理），熏于肓膜（膏肓，鬲膜），散于胸腹（此卫气所行之处。《灵枢·本脏》篇：卫气者，所以温分肉，充皮肤，肥腠理，司开阖者也）。逆其气则病（二气有所阻逆），从（顺也）其气则愈，不与风寒湿气合，故不为痹。《痹论》

【素】肺热叶焦，则皮毛虚弱急薄，著则生痿躄也（肺主皮毛，传精布气，肺热叶焦，则不能输精于皮毛，故虚弱急薄，皮肤燥著，而痿躄不能行，犹木皮剥，则不能行津于枝干而枯也）。

心气热，则下脉厥而上（心热盛则火独光，肾脉下行者，随火厥逆而上），上则下脉虚，虚则生脉痿（心主脉），枢折挈（枢纽之间，如折如挈），胫纵而不任地也。

肝气热，则胆泄口苦（胆为肝之府，热则胆汁溢），筋膜干，筋膜干则筋急而挛，发为筋痿（肝主筋）。

脾气热，则胃干而渴（不能为胃行其津液），肌肉不仁（不知痛痒），发为肉痿（脾主肉）。

肾气热，则腰脊不举（腰为肾府，肾脉贯脊），骨枯而髓减，发为骨痿（肾主骨）。

何以得之？曰：肺者，藏之长也，为心之盖也，有所失亡，所求不得，则发肺鸣（心志不遂，火上炎而烁肺，金受火克，故喘息有音也），鸣则肺热叶焦，故五脏因肺热叶焦，发为痿躄也（肺者，相傅之官，为气之主，治节出焉。人身之运动，皆由于肺，肺热叶焦，则气无所主，而失其治节，故痿躄而手足不随也）。悲哀太甚，则胞络绝，绝则阳气内动（胞络属心，而络于胞中，悲则心系急，肺布叶举，胞络阻绝，卫气不得外出而内动），发则心下崩，数溲（溺）血也。故大经空虚（亡血故虚），发为肌痹，传为脉痿（先为肌肉顽痹，次为脉痿，胫不任地）。

思想无穷，所愿不得，意淫于外（妄想），入房太甚，宗筋弛纵，发为筋痿，及为白淫（白物淫溢而下，浊带之类），生于肝（肝主筋），使内也（房劳）。

有渐于湿（渐渍水湿），以水为事（好饮酒浆），若有所留（水湿留著），居处相湿，肌肉濡渍，痹而不仁，发为肉痿，得之湿地也（地之湿气，感则害皮肉筋脉）。

有所远行劳倦，逢大热而渴，渴则阳气内伐，内伐则热舍于肾，肾者水脏也，今水不胜火，则骨枯而髓虚，故足不任身，发为骨痿，生于大热也（肾恶燥）。

肺热者，色白而毛败；心热者，色赤而络脉溢；肝热者，色苍而爪枯（爪者筋之余）；脾热者，色黄而肉蠕（音如）动；肾热者，色黑而齿槁（齿者骨之余）。

治痿者独取阳明，何也？阳明者，五脏六腑之海（胃为水谷之海），主闰（润同）宗筋（阴毛横骨上下之竖筋，络胸腹经腹背，上头项，下臕臀），宗筋主束骨而利机关也。冲脉者，经脉之海也（受十二经之血，为血海），主渗灌溪谷（肉之大会为谷，小会为溪），与阳明合于宗筋（冲脉循腹挟脐旁五分而上，阳明脉亦挟脐旁一寸五分而上，宗筋脉于中），阴阳（三阴，三阳）总宗筋之会，会于气街（阴毛两旁动脉处），而阳明为之长，皆属于带脉，而络于督脉（带脉起于季胁，周回一身，如束带然。阳明与带脉相属，而复络于督脉）。故阳明虚则宗筋纵，带脉不引，故足痿不用也（不为人用）。《痿论》

【素】阳气衰于下，则为寒厥；阴气衰于下，则为热厥（下不足，则厥逆而上）。

热厥之为热也，必起于足下者，何也？阳气起于足五指之表（足三阳脉），阴脉者，集于足下而聚于足心（足三阴脉），故阳气胜，则足下热也（阴不足）。

寒厥之为寒也，必从五指而上于膝者，何也？阴气起于五指之里（足三阴脉），集于膝下，而聚于膝上，故阴气胜，则从五指至膝上寒，其寒也，不从外，皆从内也（阴盛生内寒，不由外感）。

寒厥何失而然也？前阴者，宗筋之所聚，太阴、阳明之所合也（脾胃之脉皆辅宗筋。《甲乙经》作厥阴者，众筋之所聚，亦自一说）。春夏则阳气多而阴气少，秋冬则阴气盛而阳气衰。此人者质壮，以秋冬夺于所用（多欲夺阴），下气上争不能复（不能归经），精气溢下（阴精下泄），邪气因从之而上也，气因于中（寒从内发，即前不从外之意。张注言人之气由中焦水谷所生，亦通），阳气衰不能渗营其经络，阳气日损，阴气独在，故手足为之寒也。

热厥何如而然也？酒入于胃，则络脉满而经脉虚，脾主为胃行其津液者也。阴气虚则阳气入（阳主卫外，阴虚则阳内伐，所谓阴不足则阳凑之也），阳气入则胃不和，胃不和则精气竭（不能生精生气），精气竭则不营其四肢也（此亦独取阳明之义）。此人必数醉若饱以入房，气聚于脾中不得散，酒气与谷气相薄，热盛于中，故热遍于身，内热而溺赤也。夫酒气盛而慓悍，肾气日衰（烁其阴精），阳气独胜，故手足为之热也。

厥或腹满，或暴不知人，或至半日，远至一日乃知人者，何也？阴气盛于上则下虚，下虚则腹胀满（寒盛则胀）；阳气盛于上则下气重上，而邪气逆，逆则阳气乱，阳气乱则不知人也（热盛则不知人）。

巨阳之厥，则肿首头重，足不能行（脉上巅，下胭贯腨），发为眴仆（上重下轻）。

阳明之厥，则癫疾，欲走呼，腹满不得卧，面赤而热，妄见妄言（昂按：阳明多血多气，详本症病皆有余，与虚而厥者不同）。

少阳之厥，则暴聋，颊肿而热，胁痛，胻（足骨）不可以运（皆经脉所过）。

太阴之厥，则腹满䐜胀，后不利，不欲食，食则呕，不得卧（皆脾病兼胃）。

少阴之厥，则口干溺赤（肾热），腹满心痛（脉络心，注胸中）。

厥阴之厥，则少腹肿痛（脉抵小腹），腹胀（肝主胀，为木盛克土），泾溲不利（肝火），好卧屈膝（筋衰），阴缩肿，胻内热（脉络阴器，上胭内廉）。《厥论》

【灵】夫百病者，多以旦慧昼安，夕加夜甚，何也？曰，春生夏长，秋收冬藏，是气之常也，人亦应之。以一日分为四时，朝则为春，日中为夏，日入为秋，夜半为冬。朝则人气始生，病气衰，故旦慧；日中人气长，长则胜邪，故安；夕则人气始衰，邪气始生，故加；夜半人气入藏，邪气独居于身，故甚也。

其时有反者，何也？是不应四时之气，脏独主其病者（一脏独主其病，故不能应一日分四时之气），是必以脏气之所不胜时者甚（如脾病不能胜旦之木，肺病不能胜昼之火，肝病不能胜夕之金，心病不能胜夜之水，故至其时反加甚也)，**以其所胜时者起也**（如肺气能胜旦之木，肾气能胜昼之火，心气能胜夕之金，脾气能胜夜之水，至其所胜之时，则慧且安，不能拘于旦慧昼安夕加夜甚之说也)。《顺气一日分为四时》

卷 下

脉要第四

【素】人一呼脉再动，一吸脉亦再动，呼吸定息，脉五动，闰以太息，命曰平人（《灵枢·脉度》《五十营》等篇：人身脉长一十六丈二尺，一呼脉行三寸，一吸脉行三寸，昼夜一万三千五百息。气行五十营，漏水下百刻，凡行八百一十丈，即一十六丈二尺，而积之也。《难经》曰：呼出心与肺，吸入肾与肝，呼吸之间，脾受谷味也，其脉在中，是五动亦以应五脏也）。平人者，不病也，常以不病调病人，医不病，故为病人平息以调之为法。

人一呼脉一动，一吸脉一动，曰少气（《脉诀》以为败脉，《难经》以为离经脉，正气衰也）。

人一呼脉三动，一吸脉三动而躁（躁动。《脉诀》为数脉），尺热曰病温（尺为阴位，寸为阳位，阴阳俱热，故为病温）；尺不热，脉滑曰病风；脉涩曰痹（滑为阳盛，涩为血少）。

人一呼，脉四动以上曰死（一息八至。《脉诀》以为脱脉，《难经》以为夺精脉。四动以上，则九至矣，为死脉）。脉绝不至曰死，乍疏乍数曰死。

平人之常气禀于胃，胃者，平人之常气也，人无胃气曰逆，逆者死。

春胃微弦曰平，弦多胃少曰肝病，但弦无胃曰死。胃而有毛曰秋病（毛为肺脉，为金克木），毛甚曰今病（即病）。藏真散于肝，肝藏筋膜之气也。

夏胃微钩曰平，钩多胃少曰心病，但钩无胃曰死。胃而有石曰冬病（水克火），石甚曰今病，藏真通于心，心藏血脉之气也。

长夏胃微耎（音软）弱曰平，弱多胃少曰脾病，但代无胃曰死（动而中止曰代）。耎弱有石曰冬病（为水反侮土，次其胜克，当作弦脉），弱甚曰今病，藏真濡于脾，脾藏肌肉之气也。

秋胃微毛曰平，毛多胃少曰肺病，但毛无胃曰死。毛而有弦曰春病（为木反侮金。吴注：虽曰我克者为微邪，然木气泄，至春无以生荣，故病。次其胜克，当为钩脉），弦甚曰今病，藏真高于肺，以行营卫阴阳也（肺为傅相，营卫阴阳，皆赖之以分布）。

冬胃微石曰平，石多胃少曰肾病，但石无胃曰死。石而有钩曰夏病（为火反侮水，次其胜克，钩当云耎弱），钩甚曰今病，藏真下于肾，肾藏骨髓之气也。

夫平心脉来，累累如连珠，如循琅玕（美玉），曰心平。夏以胃气为本，病心脉来，喘喘连属（喘喘则有不足之意），其中微曲，曰心病。死心脉来，前曲后居（停滞），如操带钩，曰心死。

平肺脉来，厌厌聂聂，如落榆荚，曰肺平。秋以胃气为本，病肺脉来，不上不下，如循鸡羽，曰肺病（王注：中坚旁虚。吴注：涩难）。死肺脉来，如物之浮，如风吹毛，曰肺死。

平肝脉来，耎弱招招，如揭长竿末梢，曰肝平（长而耎）。春以胃气为本，病肝脉来，盈实而滑，如循长竿，曰肝病（长而不耎）。死肝脉来，急益劲，如张新弓弦，曰肝死。

平脾脉来，和柔相离，如鸡践地，曰脾平。长夏以胃气为本，病脾脉来，实而盈数，如鸡举足，曰脾病（践地，形其轻缓；举足，形其拳实）。死脾脉来，锐坚如乌之喙，如鸟之距，如屋之漏，如水之流，曰脾死。

平肾脉来，喘喘累累如钩，按之而坚，曰肾平（冬为石脉，坚亦石意也。钩为心脉，坚中带钩，为水火阴阳相济）。冬以胃气为本，病肾脉来如引葛，按之益坚，曰肾病。死肾脉来，发如夺索，辟辟如弹石，曰肾死。《平人气象论》

【素】春脉如弦，春脉者肝也，东方木也，万物之所以始生也，故其气来耍弱，轻虚而滑，端直以长，故曰弦，反此者病。其气来实而强，此谓太过，病在外；其气来不实而微，此谓不及，病在中（有余为外感，不足为内伤）。太过则令人善忘（当作"善怒"。《气交变大论》：木太过则忽忽善怒），忽忽眩冒而巅疾（眩，目转也；冒，瞀闷也。厥阴与督脉会于巅），其不及则令人胸痛引背（《金匮》曰：胸痛引背，阳虚而阴弦也），下则两胁胠满（肝脉贯鬲，布胁肋）。

夏脉如钩，夏脉者心也，南方火也，万物之所以盛长也，故其气来盛去衰，故曰钩，反此者病。其气来盛去亦盛，此谓太过，病在外；其气来不盛，去反盛，此谓不及，病在中。太过则令人身热而肤痛，为浸淫（阳有余，故身热；热不得越，故肤痛；浸淫，蒸热不已也）；其不及则令人烦心（不足故内烦），上见咳唾，下为气泄（心脉上肺，故咳唾；络小肠，故气泄）。

秋脉如浮，秋脉者肺也，西方金也，万物之所以收成也，故其气来轻虚以浮，来急去散，故曰浮，反此者病。其气来毛，而中央坚，两旁虚，此谓太过，病在外；其气来毛而微，此谓不及，病在中。太过则令人逆气而背痛（肺系属背），愠愠然；其不及则令人喘，呼吸少气而咳，上气见血（咳血），下闻病音（呻吟）。

冬脉如营（有营守乎中之象），冬脉者肾也，北方水也，万物之所以合藏也，故其气来沉以搏，故曰营，反此者病。其气来如弹石者，此谓太过，病在外；其去如数者（数疾），此谓不及，病在中。太过则令人解㑊（寒不寒，热不热，弱不弱，壮不壮），脊脉痛（肾脉贯脊），而少气不欲言（吴注：人之声音修长为出于肾）；其不及则令人心悬如病饥（肾水不能济心火），䏚中清（挟脊两旁空软处名䏚；清，冷也；肾外当䏚），脊中痛，少腹满，小便变（络膀胱）。

脾脉者土也，孤脏以灌四旁者也（不主四时，故云孤脏，脾位中央，故灌四脏）。善者不可得见，恶者可见（脾有功于四脏，善则四脏之善，脾病则四脏亦病矣）。其来如水之流者，此谓太过，病在外；如鸟之喙者，此谓不及，病在中。太过则令人四肢不举（脾主四肢，湿胜故不举），其不及则令人九窍不通（不能灌溉五脏，故九窍不通），名曰重强（脏气皆不和顺）。

真肝脉至（即真脏脉），中外急如循刀刃，责责然如按琴瑟弦，色青白不泽，毛折乃死（卫气败绝）。

真心脉至，坚而搏，如循薏苡子，累累然，色赤黑不泽，毛折乃死。

真肺脉至，大而虚，如以毛羽中人肤，色白赤不泽，毛折乃死。

真肾脉至，搏而绝，如指弹石，辟辟然，色黑黄不泽，毛折乃死。

真脾脉至，弱而乍数乍疏，色黄青不泽，毛折乃死。

见真脏曰死，何也？五脏者，皆禀气于胃，胃者五脏之本也。脏气者，不能自致于手太阴（肺），必因于胃气，乃至于手太阴也（脉必先会于手太阴，而后能行于诸经），故五脏各以其时自为，而至于手太阴也（弦、钩、毛、石等，因时各为其状，而至于手太阴寸部，所谓"肺朝百脉"也）。故邪气胜者，精气衰也。故病甚者，胃气不能与之俱至于手太阴，故真脏之气独见，独见者，病胜脏也，故曰死。《玉机真脏论》

【素】脉有阴阳，知阳者知阴，知阴者知阳（王注：深知则备议其变易）。凡阳有五，五五二十五阳（阳，阳和之脉。五脏心、肝、脾、肺、肾，形为弦、钩、耎、毛、石五脉。当旺之时，各形本脉，一脉之中，又各兼五脉，无过不及者，皆为阳脉也）。所谓阴者，真脏也，见则为败，败必死也（真脏，即前真肝脉至之类。脏者，藏也，藏真，见而不藏，全失阳和之气，为阴脉也）。所谓阳者，胃脘之阳也（有胃气，则脉和缓，为阳脉；无胃气，则为阴脉。王注解作：人迎胃脉，在结喉旁动脉应手处，左小常以候脏，右大常以候府，于经文似觉欠贯）。别于阳者（脉虽病而有胃气者），知病处也（某脉不和，则知病在某处）；别于阴者（真脏阴脉），知死生之期（阴阳生克，推而知之）。《阴阳别论》

【素】脉从阴阳，病易已；脉逆阴阳，病难已（左人迎为阳，春夏洪大为顺，沉细为逆；右气口为阴，秋冬沉细为顺，洪大为逆。男子左大为顺，女子右大为顺。凡外感症，阳病见阳脉为顺，阳病见阴脉为逆，阴病见阳脉亦为顺。内伤症阳病见阳脉为顺，阳病见阴脉为逆；阴病见阴脉为顺，阴病见阳脉为逆也）。脉得四时之顺，曰病无他（如春弦夏钩等是也）；脉反四时，及不间脏，曰难已（春得肺脉，夏得肾脉，为反四时；间藏，如肝病乘土，当传脾，乃不传脾而传心，则间其所胜之脏，而传于所生之脏矣。《难经》所谓间脏者生是也）。

脉有逆从，四时未有脏形（当旺之时，本脏之脉未至），春夏而脉瘦（《玉机真脏论》作沉涩），秋冬而脉浮大，命曰逆四时也。风热而脉静（伤风热者，脉宜浮大），泄而脱血脉实（脉宜沉细，而反实大），病在中脉虚（内伤病而脉无力），病在外脉涩坚者（外感病，脉宜浮滑，而反涩坚），皆难治（按《玉机真脏论》：病在中脉实坚，病在外脉不实坚者皆难

治，与此相反。《新校正》云：此得而彼误），命曰反四时也（与反四时者相类）。《平人气象论》

【素】五邪所见，春得秋脉，夏得冬脉，长夏得春脉，秋得夏脉，冬得长夏脉（皆五行相克），名曰阴出之阳，病善怒，不治（《新校正》：阴出之阳，病善怒，疑错简。吴注云：谓真脏阴脉，出于阳和脉之上，再加善怒，则东方生生之本亡矣）。《宣明五气论》

【素】春不沉，夏不弦，冬不涩，秋不数，是谓四塞（吴注：言脉虽待时而至，亦不可绝类而至，若春至而全无冬脉，夏至而全无春脉，已虽专旺，而早绝其母气，是五脏不相贯通也）。参见曰病，复见曰病，未去而去曰病，去而不去曰病（吴注：一部而参见诸部，此乘侮交至也；既见于本部，复见于他部，此淫气太过也。未去而去，为本气不足，来气有余；去而不去，为本气有余，来气不足。王注：复见谓再见，已衰，已死之气也）。《至真要大论》

【灵】经脉为里（如手太阴肺经，自中府至少商，乃直行于经隧之里者也），支而横者为络（如肺经之列缺穴，横行于手阳明大肠经者，为络脉也），络之别者为孙（络之歧者，犹子又生孙也）。《脉度》

【灵】经脉者，常不可见也，其虚实也，以气口知之（十二经脉伏行分肉之间，深而不见，必诊气口寸脉，然后知其虚实，故诊脉者，必以气口为主也）。脉之见者，皆络脉也（络脉如肺列缺，大肠偏历之类，其脉常动，不必于气口知之）。凡诊络脉，脉色青，则寒且痛，赤则有热。胃中寒，手鱼之络多青矣（手大指下，肉高起者为鱼）；胃中有热，鱼际络赤（鱼际亦肺经穴）；其暴黑者，留久痹也；其有赤有黑有青者，寒热气也；其青短者，少气也。《经脉》

【素】气口何以独为五脏主（气口即寸脉，亦曰脉口，可以候气之盛衰，故名气口。若分言之，今以左为人迎，右为气口）？曰：胃者，水谷之海，六腑之大源也（言脉虽见于气口，而实本之于脾胃）。五味入口藏于胃，以养五脏气。气口亦太阴也（脾为足太阴，为胃行其津液，以传于肺，而肺气口，亦手太阴也），是以五脏六腑之气味，皆出于胃，变见于气口（气味由胃传肺，肺为转输于诸经，故诸经之脉，皆变见于此）。故五气入鼻，藏于心肺（五味入口入于腑，五气入鼻入于脏，惟心肺居膈上，故先受之），心肺有病，而鼻为之不利也。《五脏别论》

【素】食气入胃（此段专言食），散精于肝，淫气于筋（肝主筋，其精淫溢入肝以养筋）。食气入胃，浊气归心，淫精于脉（谷肉皆粗浊之物，其气上归于心，其精微者，则淫入于脉，心主脉即血）。脉气流经，经气归于肺，肺朝百脉，输精于皮毛（脉气流行于十二经，十二经之气，皆归于肺。肺居高而受百脉之朝会，乃转输精气，布散于皮毛，如木之行津，必由于皮也）。毛脉合精，行气于府（府，王注作膻中，谓宗气之所聚也。张注作"六腑"），府精神明，留于四脏（六腑之精气神明，上输于肺，以养心肝脾肾四脏）。气归于权衡，权衡以平（肺主治节，分布气化，使四脏安定，三焦均平，上下中外，各得其所也），气口成寸，以决死生（此脉之所由来也。气口亦名寸口，百脉之大要会也。马注：与鱼际相去一寸，故名成寸。张注：分尺为寸也，按脉前为寸，后为尺，中为关。此云"成寸"，盖兼关尺而言之也。医者由此察脉，知病以决人之死生也）。

饮入于胃（此段专言饮，与上文食入相对，故此下有通调水道，水精四布之文。东垣丹溪改作饮食入胃，后人宗之，失经旨矣），游溢精气，上输于脾。脾气散精，上归于肺（脾主为胃行其津液，所谓上焦如雾，中焦如沤也），通调水道，下输膀胱（肺行下降之令，转输而入膀胱，所谓下焦如渎也）。水精四布，五经并行，合于四时（脉道之行，因时而呈其状）。五脏阴阳（《礼记》：饮以养阳，食以养阴。此合饮食而言之也），揆度以为常也（《病能论》：揆者，言切求其脉理也；度者，得其病处，以四时度之也。医者因此揆而度之，以知病情，为常法也）。《经脉别论》

【素】夫脉者，血之府也（荣行脉中，《刺志论》曰：脉实血实，脉虚血虚）。**长则气治**（长为气足），**短则气病**（短为不足），**数则烦心**（数疾为热），**大为病进**（大为邪盛），**上**（寸口）**盛则气高**，**下**（尺中。马注谓寸下，即关也，盖以胀满属中部。昂按：肾亦有胀）**盛则气胀**（肾者，胃之关，关门不利，故胀），**代则气衰**（动而中止，曰代），**细则气少**，**涩则心痛**（涩为血少），**浑浑革至如涌泉**（《甲乙》《脉经》皆作：浑浑革革，至如涌泉），**病进而色弊，绵绵其去如弦绝**（脉微而复绝）**死。《脉要精微论》**

【素】何谓虚实？曰：邪气盛则实，精气夺则虚。虚实何如？曰：气虚者，肺虚也（肺主气）；气逆者，足寒也（上盛下虚）。非其时则生（非相克之时），当其时则死（遇相克之时），余脏皆如此。

所谓重实者，言大热病，气热脉满，是谓重实。经络皆实，是寸脉急而尺缓也（寸急为阳经实，尺缓为阴络实。王注：阴分主络，阳分主经），滑则从，涩则逆也。故五脏骨肉滑利，可以长久也（凡物死则枯涩）。络气不足，经气有余者，脉口热（寸口），而尺寒也。秋冬为逆，春夏为从，治主病者（春夏阳气高，故脉口宜热，尺中宜寒，当察其何经何络所主而治之）。经虚络满者，尺脉满，脉口寒涩也。此春夏死，秋冬生也（秋冬阳气下，故尺中宜热，脉口宜寒）。

何谓重虚？曰：脉气上虚尺虚，是谓重虚（寸尺皆虚）。如此者，滑则生，涩则死也。

肠澼便血何如（肠风下痢，皆名肠澼。此问似专指下痢，观下文可见。便血，纯血也，为热伤血分）？身热则死，寒则生。肠澼下白沫何如（非脓非血，而下白沫，为热伤气分）？脉沉则生，脉浮则死（浮为阴症见阳脉，大抵痢疾，忌身热脉浮）。肠澼下脓血何如（赤白相兼，气血俱伤）？脉悬绝则死，滑大则生（滑为阴血，大为阳气）。

癫疾何如？脉搏大滑，久自已（阳证得阳脉）；脉小坚急，死不治（阳证得阴脉）。癫疾之脉，虚实何如？虚则可治，实则死（实为邪盛）。

消瘅（胃热消谷善饥），虚实何如？脉实大，病久可治（血气尚盛）；脉悬小坚，病久不可治。《通评虚实论》

【素】寸口之脉中手短者，曰头痛；中手长者，曰足胫痛（王注：短为阳不足，故病在头；长为阴太过，故病在足）；寸口脉，中手促，上击者，曰肩背痛（阳盛于上）。

寸口脉，沉而坚者，曰病在中；浮而盛者，曰病在外。

寸口脉，沉而横，曰胁下有积，腹中有横积痛；寸口脉，沉而喘，曰寒热（沉为阴，喘为阳，当寒热往来）。

脉盛滑坚者，曰病在外；脉小实而坚者，曰病在内。

脉小弱以涩，谓之久病（小弱为气虚，涩为血虚）；脉滑浮而疾者，谓之新病（气足阳盛）。

脉急者，曰疝瘕，少腹痛（急为寒，为痛）；脉滑曰风（滑为阳脉，风亦阳邪）；脉涩曰痹（涩为无血，故痹）；缓而滑曰热中（胃热）；盛而紧曰胀（紧为寒胀）。

尺脉缓涩，谓之解㑊（张注：懈堕），安卧脉盛，谓之脱血（安卧脉应微而反盛，血去而气无所主），尺涩脉滑，谓之多汗（血少而阳有余），尺寒脉细，谓之后泄（肾主二便，虚寒则不能禁固），尺粗常热者，谓之热中（王注：中谓下焦）。《平人气象论》

【素】心脉搏坚而长，当病舌卷不能言（脉击手曰搏，舌为心苗，心火盛，故然），其耎而散者，当消环自已（王注：诸脉耎散，为气实血虚；消谓消散，环谓环周。张注：消谓消渴。非）。

肺脉搏坚而长，当病唾血（血随火而逆上），其耎而散者，当病灌汗，至令（一作今）不复散发也（脉虚多汗，将惧亡阳，不能更任发散。马注作一散之则病已，非）。

肝脉搏坚而长，色不青，当病坠若搏（坠堕搏击所伤，色不应脉，病在外伤），因血在胁下，令人喘逆（肝主胁，损伤血积胁下，上熏于肺，则喘逆）；其耎而散，色泽者，当病溢饮。溢饮者，渴暴多饮，而易入肌皮，肠胃之外也（血虚中湿，水液不消）。

胃脉搏坚而长，其色赤，当病折髀（胃脉下髀，故髀如折）；其耎而散者，当病食痹（胃虚，故痹闷难消）。

脾脉搏坚而长，其色黄，当病少气（脾不和，肺无所养，故少气）；其耎而散，色不泽者，当病足胻肿，若水状也（脾主四肢，脉下足胻，脾虚不运，故肿）。

肾脉搏坚而长，其色黄而赤者，当病折腰（王注：色黄而赤，是心脾干肾，腰为肾府，故如折），其耎而散者，当病少血，至令（一作今）不复也。

粗大者，阴不足，阳有余，为热中也；来疾去徐，上实下虚（上实故来疾，下虚故去迟），为厥、巅疾（邪气上实为眴仆及巅顶之疾）；来徐去疾，上虚下实，为恶风也。故中恶风者，阳气受也（风为阳邪，上虚故先受）。

有脉俱沉细散者，少阴厥也（沉细为肾脉，数为热。王注：尺脉不当见数，沉细而数，当为热厥）；沉细数散者，寒热也（沉细为阴，数散为阳，当病寒热）；浮而散者，为眴仆（浮为虚，散为无神，故眴仆）。

诸浮不躁者（虽浮而未至躁），皆在阳，则为热（浮为阳，浮而不躁，为阳中之阴，其病在足阳经）；其有躁者在手（若兼躁，则火上升，为阳中之阳，病在手经矣，躁即浮之甚也），诸细而沉者，皆在阴，则为骨痛（沉细为阴脉，阴主骨，主痛）；其有静者在足（深沉之甚也，则病在下部足阴经矣）。

数动一代者，病在阳之脉也，泄及便脓血（代为气衰，然有积者亦脉代，故主泄利便血。马注：数字读作入声，数为热，故便血。非）。

涩者，阳气有余也；滑者，阴气有余也。阳气有余，为身热无汗（气多血少）；阴气有余，为多汗身寒（阳虚阴盛）；阴阳有余，则无汗而寒（阳有余，故无汗；阴有余，故身寒）。《脉要精微论》

【素】心脉满大，痫瘈筋挛（火盛生风，而眩仆抽掣也）；肝脉小急，痫瘈筋挛（血虚故小，受寒故急，血虚火盛为痫瘈，急为筋挛）。肝脉骛暴（驰骛暴乱），有所惊骇，脉不至若瘖，不治自已（骛骇则脉阻而气壅，故不能言，气复自已）。

肾脉小急，肝脉小急，心脉小急不鼓，皆为瘕（小急为虚寒，不鼓为血不流，故内凝为瘕）。

肾肝并沉为石水（沉为在里，小腹坚胀如石），并浮为风水（浮为在表，蓄水胃风，发为浮肿），并虚为死（肾为五脏之根，肝为生发之主），并小弦欲惊（弦小为虚）。

肾脉大急沉，肝脉大急沉，皆为疝（瘕疝皆寒气之所结聚，脉大为虚，急为寒，沉为在里，故前小急者为瘕；此大急沉者，亦为疝也）。心脉搏滑，急为心疝（《脉要精微论》：心脉急为心疝，有形在于少腹，其气上搏于心）。肺脉沉搏为肺疝（肺脉当浮，今沉而搏，为寒气薄于脏）。

三阳急为瘕，三阴急为疝（三阳，太阳膀胱；三阴，太阴脾也。王注：受寒血聚为瘕，气聚为疝。马注：二病皆气血相兼），二阴急为痫厥，二阳急为惊（二阴，少阴肾；二阳，阳明胃也。皆为寒）。

脾脉外鼓沉为肠澼，久自已（吴注：沉为在里，外鼓有出表之象）。肝脉小缓为肠澼，易治（缓为脾脉，脾乘肝为微邪，小缓为脉渐和）。肾脉小搏沉，为肠澼下血（小为阴气不足，搏为阳热乘之，沉为在下，故下血），血温身热者死（凡下痢下血下沫，皆名肠澼，俱忌身热）。心肝澼亦下血（心生血，肝藏血，移热于肠而澼），二脏同病者，可治（木火相生）；其脉小沉涩为肠澼（心肝二脉，小而沉涩，亦为寒），其身热者死（阴气内绝，虚阳外脱）。

胃脉沉鼓涩（沉不当鼓，鼓不当涩，是血虚而有火也），胃外鼓大

（是阳盛而阴不足也），心脉小坚急（小为血虚，坚为不和，急为寒盛），皆鬲偏枯（人身前齐鸠尾，后齐十一椎，有鬲膜，所以遮隔浊气，使不上熏心肺。今鬲有病，则隔拒饮食，故即以鬲名病也。偏枯者，半身不遂，血气不能周通。胃病则不能纳谷，心病则不能生血，故为鬲症偏枯也）。男子发左，女子发右，不喑、舌转，可治（少阴之脉侠舌本，邪未入肾，犹可治）。

脉至而搏，血衄身热者死（鼻血曰衄，亡血阴虚，脉最忌搏，身最忌热）。脉来悬钩浮，为常脉（为邪在表，乃衄家之常脉）。《大奇论》

【灵】诸病皆有逆顺，可得闻乎？腹胀，身热，脉大，是一逆也；腹鸣而满，四肢清（冷）泄，其脉大，是二逆也；衄而不止，脉大，是三逆也（皆为阴症见阳脉）；咳且溲（小便）血，脱形，其脉小劲（小不宜劲），是四逆也；咳脱形，身热，脉小以疾（小不宜疾），是谓五逆也。如是者，不过十五日而死矣。

其腹大胀，四末清，脱形，泄甚，是一逆也；腹胀便血，其脉大时绝，是二逆也；咳（上），溲血（下），形肉脱（外），脉搏（内），是三逆也；呕血，胸满引背，脉小而疾（虚而火盛），是四逆也；咳呕（上），腹胀（中），且飧泄（下），其脉绝，是五逆也。如是者，不及一时而死矣。《玉版》

【灵】何谓五逆，热病脉静（阳症见阴脉），汗已出，脉盛躁（病不为汗衰），是一逆也；病泄，脉洪大，是二逆也；著痹不移，䐃肉破，身热，脉偏绝，是三逆也；淫而夺形，身热，色夭然白，及后下血衃（凝黑），血衃重笃，是谓四逆也；寒热夺形，脉坚搏（真脏脉见），是谓五逆也。《五禁》

【灵】诸急者（脉急）多寒；缓者多热（按热当属数）；大者多气少血；小者气血皆少；滑者阳气盛，微有热；涩者多血少气（按涩当为血少），微有寒；诸小者，阴阳形气俱不足。《邪气脏腑病形》

【灵】一日一夜五十营（昼行阳二十五度，夜行阴二十五度），以营五脏之精，不应数者，名曰狂生（犹言幸生）。所谓五十营者，五脏皆受气，持其脉口，数其至也，五十动而不一代者，五脏皆受气（动而中止为代）；四十动一代者，一脏无气；三十动一代者，二脏无气；二十动一代者，三脏无气；十动一代者，四脏无气；不满十动一代者，五脏无气，予之短期（知其将死）。《根结》

【素】脉从而病反者，其诊何如？曰：脉至而从，按之不鼓，诸阳皆然（此阳盛格阴之症也，内热甚而脉反不鼓，是阳盛极，格阴于外，非真寒也。王注：此作非热也，下作非寒也。似与经文颠倒）。诸阴之反，其脉何如？曰：脉至而从，按之鼓甚而盛也（此阴盛格阳之症也，内寒而脉反鼓甚，是阴盛极，格阳于外，非真热也。二症最为惑人，医者慎之）。《至真要大论》

【素】人迎一盛病在少阳，二盛病在太阳，三盛病在阳明（左手寸口脉名人迎，主手足六阳经腑病），四盛以上为格阳（一盛，人迎大于气口一倍也。仲景云：格则吐逆。王注：阳盛之极，格拒食不得入。东垣云：格者，甚寒之气。马注：格六阴在内，使不得出）。

寸口一盛病在厥阴，二盛病在少阴，三盛病在太阴，四盛以上为关阴（右手寸脉名寸口，主手足六阴经脏病。一盛，寸口大于人迎一倍也。仲景云：关则不得小便。王注：阴盛之极，关闭溲不得通。东垣云：关者，甚热之气。马注：关六阳在外，使不得入）。

人迎与寸口俱盛四倍以上为关格，关格之脉赢，不能极于天地之精气，则死矣。（新校正云：赢当作盈，乃盛极也，非赢弱也。《灵枢·禁服》篇：寸口主内，人迎主外，两者相应，俱往俱来，若引绳大小齐等。春夏人迎微大，秋冬寸口微大，名曰平人。又《终始》篇：人迎一盛，病在足少阳；一盛而躁，病在手少阳。人迎二盛，病在足太阳；二盛而躁，病在手太阳。人迎三盛，病在足阳明；三盛而躁，病在手阳明。人迎四盛，且大且数，名曰溢阳，溢阳为外格。脉口一盛，病在足厥阴；一盛而躁，在手心主。脉口二盛，病在足少阴；二盛而躁，在手少阴。脉口三盛，病在足太阴；三盛而躁，在手太阴。脉口四盛，且大且数者，名曰溢阴，溢阴为内关。内关不通，死不治。人迎与太阴脉口俱盛四倍以上命曰关格，关格者，与之短期。王冰《素问注》言足经而不及手经。仲景、东垣、丹溪皆以关格为病症，马玄台非之，而以关格为脉体。昂谓：若以为病症，当不止于隔食、便闭二症。若以为脉体，则《内经》《脉经》及诸家经论并无所根据，且有是脉者，必有是病，马氏何不实指其病为何等乎？）《六节藏象论》

【素】何以知怀子之且生也？身有病而无邪脉也（病字，王注解作经闭。昂按：妇人怀子，多有呕恶、头痛诸病，然形虽病而脉不病，若经闭其常耳，非病也）。《腹中论》

【素】妇人手少阴脉动甚者，妊子也（王注解作有子，马注解作男妊。昂按：此当指欲娩身时而言也。手少阴言手中之少阴，乃肾脉，非心脉也）。《平人气象论》

【灵】经脉十二，而手太阴、足少阴、阳明，独动不休何也（肺之太渊，肾之太溪，胃之人迎，皆动不休。按：胃之动脉，马注作足之冲阳，然下文并未说到足上，惟云上冲头，并下人迎，别走阳明，似当以人迎为是）？曰：是明胃脉也（先明胃脉，方知肺脉，故脉中有胃气者生）。胃为五脏六腑之海，其清气上注于肺（受水谷而化精微之气，以上注于肺），肺气从太阴而行之（此营气也，营行脉中，从手太阴始，而遍行于五脏六腑），其行也，以息往来，故人一呼脉再动，一吸脉亦再动，呼吸不已，故动而不止（十二经脉皆会于寸口，故动而不休，即手太阴肺之太渊穴也，在掌后陷中。《九针》篇曰：阳中之少阴肺也，其原出于太渊）。

足之阳明，何因而动？曰：胃气上注于肺（此前段行于肺之营气），其悍气上冲头者（此言胃中慓悍之卫气），循咽，上走空窍，循眼系，入络脑（循足太阳膀胱经睛明穴，上络于脑），出颃（同颡），下客主人（足少阳胆经穴，耳前起骨上廉），循牙车（即颊车，胃经），合阳明

（阳明胃经），并下人迎（胃经穴，侠结喉两旁一寸五分动脉），此胃气别走于阳明者也（胃腑之气，循三阳而别走阳明之经，此虽为卫气，实本胃内之气而行）。故阴阳上下，其动也若一（或行于阴，或行于阳，或升于上，或降于下，而形为弦钩毛石等脉，虽各不同，然其合于时，应于藏，其动也则若一矣）。

故阳病而阳脉小者为逆（阳症脉宜浮大，小为阳症见阴脉），阴病而阴脉大者为逆（阴症脉宜沉细，大为阴症见阳脉），故阴阳俱静俱动若引绳，相倾者病（言阴阳动静，当如引绳平等，所谓脉有胃气者生也。若相倾则病矣。马注作引绳以相倾，谬）。

足少阴何因而动？曰：冲脉者，十二经之海也，与少阴之大络（足少阴肾），起于肾下，出于气街（即阳明胃经气冲穴，侠脐相去四寸，动脉应手），循阴股内廉，邪入腘中（膝后曲处），循胫骨内廉，并少阴之经（肾经），下入内踝之后，入足下（涌泉穴），其别者邪入踝（胫两旁），出属跗上（足面），入大指之间（据与肾脉并行，当作小趾），注诸络，以温足胫，此脉之常动者也（按诸篇俱言冲脉上冲，惟此篇及《顺逆肥瘦论》言冲脉并肾脉下行。马注云：由此观之，肺脉之动不休者，以营气随肺气而行诸经。诸经之脉，朝于肺也，胃脉之动不休者，以卫气由胃循三阳，而行不已也。肾脉之动不休者，以与冲脉并行，灌诸络而行不已也）。《动输》

【素】论言人迎与寸口相应，若引绳小大齐等，命曰平（见《灵枢·禁服篇》）。阴之所在，寸口如何（王注：阴之所在，脉沉不应，引绳齐等，其候颇乖。张注：阴，手足少阴也）？曰：视岁南北，可知之矣（甲己二岁为南政，余八岁为北政，五运以甲己土运为尊，六气以少阴君火为尊。张注：五运之中，惟少阴不司气化）。

北政之岁，少阴在泉，则寸口不应（北政，面北以定其上下，则尺主司天，寸主在泉，少阴在泉，则寸口不应，不以尺为主，而以寸为主者，从君而不从臣也）；厥阴在泉，则右不应（少阴间气在右故）；太阴在泉，则左不应（少阴间气在左故）。

南政之岁，少阴司天，则寸口不应（南政，面南以定其上下，则寸主司天，尺主在泉，少阴司天，则寸口不应）；厥阴司天，则右不应；太阴司天，则左不应（左右与前义同）。

诸不应者，反其诊则见矣（王注：不应皆为脉沉，仰手而沉，覆其手，则沉为浮，细为大也。马注：诸不应者，即南北二政，而相反以诊之，则南政主在寸者，北政主在尺，南政主在尺者，北政主在寸，其脉自明矣。凡左右二间，其相反与尺寸同。吴注：反，变也；诊，候也。诸不应者，岁运经候之常也。今乃见者，其候变也。变则不应者，斯应矣）。

尺候何如？曰：北政之岁，三阴在下，则寸不应；三阴在上，则尺不应（司天曰上，在泉曰下）。南政之岁，三阴在天，则寸不应；三阴在泉，则尺不应，左右同（吴注：惟少阴所在则不应，以少阴君也。有端拱无为之象，然善则不见，恶者可见，犹无道而失君象也）。《至真要大论》

【素】脉至浮合，浮合如数，一息十至以上，是经气予不足也，微见九十日死。

脉至如火薪然（瞥瞥不定），是心精之予夺也，草干而死。

脉至如散叶，是肝气予虚也，木叶落而死。

脉至如省客（省问之客，倏去倏来），省客者，脉塞而鼓，是肾气予不足也，悬去枣华而死（枣华于夏）。

脉至如丸泥，是胃精予不足也，榆荚落而死（秋深）。

脉至如横格，是胆气予不足也，禾熟而死。

脉至如弦缕，是胞精予不足也，病善言下霜而死，不言可治（王注：胞脉系于肾，肾脉挟舌本，胞气不足，当不能言，今反善言，是真气内绝而外出也）。

脉至如交漆（交当作绞），交漆者，左右旁至也，微见三十日死。

脉至如涌泉（有出无入），浮鼓肌中，太阳气予不足也，少气味，韭英而死（气不足而口无味，长夏韭英。马注：以少气为句，味韭英而死为句，谬）。

脉至如颓土之状，按之不得，是肌气予不足也，五色先见黑白垒发死（瘾疹见于肌上）。

脉至如悬雍（人上腭名悬雍），悬雍者，浮揣切之益大，是十二俞之予不足也（背有十二经之俞穴），水凝而死。

脉至如偃刀，偃刀者，浮之小急，按之坚大急，五脏菀热（郁热），寒热独并于肾也，如此其人不得坐，立春而死。

脉至如丸，滑不直手，不直手者，按之不可得也，是大肠气予不足也，枣叶生而死（初夏）。

脉至如华者（虚弱之意），令人善恐，不欲坐卧，行立常听（小肠脉入耳中），是小肠气予不足也，季秋而死（此篇脉名脉状，不必强解，以意会之可也）。《大奇论》

诊候第五

（诊，非独脉也。有自脉言者，有自证言者，有自形言者，有自色言者，有自声言者，经中五过四失，皆言诊也，故分诊候另为一门。此篇皆出《素问》，故文上不加别识。）

诊法常以平旦，阴气未动，阳气未散，饮食未进，经脉未盛，络脉调匀，气血未乱，故乃可诊有过之脉（过，差也，即病也）。切脉动静（脉诊），而视精明（神诊，精气神明。王注，作目眦睛明穴，未确），察五色（色诊），观五脏有余不足，六腑强弱（证诊），形之盛衰（形诊），以此参伍，决死生之分。

万物之外，六合之内，天地之变，阴阳之应。彼春之暖，为夏之暑（阳生而之盛）；彼秋之忿，为冬之怒（阴少而至壮）。四变之动，脉与之上下（脉因时变）。以春应中规（圆滑），夏应中矩（方大），秋应中衡（涩平），冬应中权（沉石）。阴阳有时，与脉为期；期而相失，知脉所分；分之有期，故知死时（脉与时不相应，与藏不相应者，皆曰"相失"，分其生克之期日，则可以知死时矣）。微妙在脉，不可不察，察之有纪，从阴阳始。始之有经，从五行生，生之有度，四时为宜，补泻勿失，与天地如一，得一之情，以知死生。是故声合五音，色合五行，脉合阴阳，持脉有道，虚静为保（心欲虚，神欲静）。

春日浮，如鱼之游在波；夏日在肤，泛泛乎万物有余；秋日下肤，蛰虫将去（以气渐降，如虫之欲蛰藏）；冬日在骨，蛰虫周密君子居室；知内者按而纪之（内而在脏在腑）；知外者终而始之（外而在表来经）。此六者，持脉之大法（四时表里，必须明辨。王注：知外谓知色象，似与持脉不合）。

尺内两旁，则季胁也（肋骨尽处名季胁，季胁近肾，尺主之），尺外以候肾，尺里以候腹（少腹。王注：外谓外侧，里谓内侧。李士材曰，外谓前半部，里谓后半部）。中附上（中部关脉），左外以候肝，内以候鬲（左手关脉，鬲谓鬲中），右外以候胃，内以候脾（右手关脉）。上附上（上部寸脉），右外以候肺，内以候胸中（右手寸脉），左外以候心，内以候膻中（左手寸脉）。前以候前，后以候后（关前以候前，关后以候后。吴注：前指候前，后指候后。亦此义也）。上竟上者（由尺至寸），胸喉中事也；下竟下者（自寸至尺），少腹腰股膝胫足中事也（此内经诊法也。吴注曰：尺外以候肾，内以候腹。小肠膀胱居少腹也；左外以候肝，内以候鬲，不及胆者，寄于肝也；左外以候心，内以候膻中，膻中即心包也。高阳生以大、小肠列于寸，三焦配于左尺，命门列于右尺，而膻中则不与焉，特以心与小肠为表里，肺与大肠为表里耳，不知经络虽为表里，而大、小肠皆在下焦，焉能越中焦而见脉于寸上乎？滑伯仁以左尺主小肠膀胱前阴之病，右尺主大肠后阴之病，可称只眼。又《灵枢》云：宗气出于上焦，营气出于中焦，卫气出于下焦。上焦在于膻中，中焦在于中脘，下焦在脐下阴交，故寸主上焦，以候胸中；关主中焦，以候膈中；尺主下焦，以候腹中。今列三焦于右尺，不亦妄乎？又肾虽一脏，而有左右两枚，命门穴在督脉第七椎两肾之间，一阳居二阴之中，所以成乎坎也。《内经》并无命门之经，何以循经而见脉于寸口乎？）。

推而外之，内而不外，有心腹积也（吴注：浮取之而脉沉，为病在里）；推而内之，外而不内，身有热也（沉取之而脉浮，为病在表）；推而上之，上而不下，腰足清也（上部盛而下无阳气，升而不降，故腰足冷）；推而下之，下而不上，头项痛也（下部盛而上无阳气，降而不升，故头项痛。《甲乙经》作推而上之，下而不上；推而下之，上而不下。文尤顺而义同。昂按：此即《五常政大论》所谓上取下取，内取外取，以求其过是也）。

按之至骨，脉气少者，腰脊痛而身有痹也（脉少血少，故有腰痛脊痛，不仁不用等病）。《脉要精微论》

诊病之始，五决为纪（以五脏之脉，为决生死之纲纪），欲知其始，先建其母（始，病源也，母，应时旺气也）。所谓五决者，五脉也（即五脏之脉）。

夫脉之小、大、滑、涩、浮、沉，可以指别；五脏之象，可以类推；五脏相音（相，犹色也），可以意识；五色微诊，可以目察。能合脉色，可以万全。

赤（色赤），脉之至也。喘（脉来喘急）而坚，诊曰：有积气在中，时害于食，名曰心痹（心肺脏高，故皆言喘，喘为心气不足，坚为病气有余。痹者，脏气不宣行也）。得之外疾，思虑而心虚，故邪从之。

白，脉之至也，喘而浮，上虚下实，惊有积气在胸中，喘而虚，名曰肺痹寒热（金火相战）。得之醉而使内也（酒味辛热，助火克金，加之使内，则肾气虚，虚必盗母气以自养，肺金益衰，而不能行气，故气积于胸中也）。

青，脉之至也，长而左右弹（长而弹手，为弦紧为寒），有积气在心下，支胠（支于胠胁。肝主胁，胁近心，故曰心下），名曰肝痹。得之寒湿，与疝同法（肝脉络阴器，故疝亦属肝病），腰痛，足清，头痛（肝脉所过。阴脉者，下行极而上，故头痛）。

黄，脉之至也，大而虚，有积气在腹中，有厥气，名曰厥疝（王注：若肾气逆上，则为厥疝；不上，则但为脾积），女子同法（女子亦有疝，但不名疝而名瘕）。得之疾使四肢汗出当风（脾主四肢，风木克土）。

黑，脉之至也，上坚而大（上字未详。马注：尺脉之上，坚而且大），有积气在少腹与阴（阴器），名曰肾痹。得之沐浴清水而卧（湿气趋下，必归于肾）。《五脏生成论》

天地之至数，合于人形气血，通决死生，为之奈何？曰：天地之至数，始于一终于九焉（九为奇数之极）。一者天，二者地，三者人，因而三之，三三者九，以应九野，故人有三部，部有三候，以决死生，以处百病，以调虚实，而除邪疾。

上部天，两额之动脉（额两旁动脉。王注：足少阳脉气所在）；上部地，两颊之动脉（鼻之两旁，近巨髎之分动脉，足阳明脉气所行）；上部人，耳前之动脉（耳前陷中动脉，手少阳脉气所行）。

中部天，手太阴也（谓肺也，寸口中经渠穴动脉）；中部地，手阳明也（谓大肠，手大指次指歧骨间，合谷之分动脉）；中部人，手少阴也（谓心脉，掌后锐骨之下，神门之分动脉）。

下部天，足厥阴也（谓肝脉，毛际外羊矢下一寸半陷中，五里之分阴股中动脉，女子取太冲，在足大趾本节后二寸陷中）；下部地，足少阴也（谓肾脉，足内踝后跟骨上陷中，太溪之分动脉）；下部人，足太阴也（谓脾脉，足鱼腹上，越两筋间，阴股内箕门之分动脉）。

故下部之天以候肝，地以候肾，人以候脾胃之气；中部天以候肺，地以候胸中之气（肠胃），人以候心；上部天以候头角之气，地以候口齿之气，人以候耳目之气。三而成天，三而成地，三而成人，三而三之，合则为九，九分为九野，九野为九脏，故神脏五，形脏四，合为九脏（王注：肝藏魂，肺藏魄，心藏神，脾藏意，肾藏志，是谓神脏五；一头角，二耳目，三口齿，四胸中，是谓形脏四。张注：形脏四，谓胃、大小肠、膀胱，藏有形之物也。胆无出无入，三焦有名无形，皆不藏有形者也。于理亦通，但于本文欠贯。马注：古人诊脉，凡头面手足之动脉，无不诊之，犹《伤寒论》多以趺阳脉言之也。其九候法，亦以三部中有天、地、人，与后世之浮、中、沉不同也，颇得古义）。

必先度其形之肥瘦（大抵肥人脉沉，瘦人脉浮），以调其气之虚实（肥人血实气虚，瘦人气实血虚），实则泻之，虚则补之（此言刺法，统肥瘦而言）。必先去其血脉（刺去留邪），而后调之，无问其病，以平为期。

形盛脉细，少气不足以息者危；形瘦脉大，胸中多气（喘满）者死（形气不相得）。形气相得者生，参伍不调者病，三部九候皆相失者死……目内陷者死（诸脉皆属于目）。

察九候独小者病（九部之中一部独小，下同），独大者病，独疾者病，独迟者病，独热者病，独寒者病，独陷下者（吴注：沉伏）病（此九候中，又有七诊之法）。

九候之脉，皆沉细悬绝者为阴，主冬，故以夜半死；盛躁喘数者为阳，主夏，故以日中死；寒热病者，以平旦死（吴注：寒死夜半，热死日中，平旦为阴阳交会之中）。热中及热病者，以日中死（火旺于午）；病风者，以日夕死（风属卯木，日入申酉，属金，金克木）；病水者，以夜半死（水旺亥子）；其脉乍疏乍数，乍迟乍疾者，日乘四季死（辰戌丑未土日，脾绝故也）。

形肉已脱，九候虽调犹死；七诊虽见，九候皆从者不死。所言不死者，风气之病，及经月之病，似七诊之病而非也，故言不死（风病之脉，有独大独疾者；经血不足，有独小独迟者）。若有七诊之病，其脉候亦败者死矣，必发哕噫（胃为哕，呃逆也；心为噫，嗳气也）。《三部九候论》

色多青则痛，多黑则痹，黄赤则热，多白则寒，五色皆见则寒热也。《皮部论》

人之居处、动静、勇怯，脉亦为之变乎？曰：凡人之惊恐、恚劳、动静，皆为变也。是以夜行，则喘出于肾，淫气病肺（子病及母）；有所堕恐，喘出于肝，淫气害脾（木邪克土）；有所惊恐，喘出于肺，淫气伤心（惊则气乱，神无所根据，故喘出肺而伤心）；度水跌仆，喘出于肾与骨（水气通肾）。当是之时，勇者气行则已，怯者则著而为病也。故曰：诊病之道，观人勇怯，骨肉皮肤，能知其情，以为诊法也。

故饮食饱甚，汗出于胃；惊而夺精，汗出于心；持重远行，汗出于肾；疾走恐惧，汗出于肝；摇体劳苦，汗出于脾。

故春秋冬夏，四时阴阳生病，起于过用，此为常也。《经脉别论》

凡未诊病者，必问尝贵后贱，虽不中邪，病从内生，名曰脱营（心志不乐，营血不生）。尝富后贫，名曰失精（富则膏粱，贫则藜藿，脏液不生）。五气留连，病有所并，医工诊之，不在脏腑，不变躯形（内无可求，外无可验），诊之而疑，不知病名。身体日减，气虚无精，病深无气，洒洒然（恶寒之貌）时惊，病深者，以其外耗于卫，内夺于营（王注：血为忧煎，气随悲减）。良工所失，不知病情，此治之一过也。

凡欲诊病者，必问饮食居处，暴乐暴苦，始乐后苦，皆伤精气，精气竭绝，形体毁沮。暴怒伤阴，暴喜伤阳，厥气上行，满脉去形（逆气上行，满于经络，使神气离散）。愚医治之，不知补泻，不知病情，精华日脱，邪气乃并，此治之二过也。

善为脉者，必以比类奇恒（《病能论》：奇恒者，言奇病也），从容知之，为工而不知道，此诊之不足贵，此治之三过也。

诊有三常，必问贵贱，封君败伤（失势），及欲侯王（妄念），故（旧也）贵脱势，虽不中邪，精神内伤，身必败亡。始富后贫，虽不伤邪，皮焦筋屈，痿躄为挛（不得志而气血伤，筋骨挛）。医不能严，不能动神，外为柔弱（委曲随顺），乱至失常，病不能移，此治之四过也。

凡诊者，必知终始，有知余绪（吴注：始病今病，以及余事），切脉问名，当合男女（王注：男阳气多，左大为顺；女阴气多，右大为顺）。离绝菀（郁）结，忧恐喜怒（王注：离，间其亲爱也；绝，断其所怀也；菀，思虑郁积也；结，怫郁不解也。忧则志苦，恐则气下，喜则惮散，怒则逆乱），五脏空虚，血气离守，工不能知，何术之语？当富大伤，斩筋绝脉，身体复行，令泽不息（身虽复旧，而色泽尚未滋息）。故（旧也）伤败结，留薄归阳（王注：谓阳经及六腑。张注：由阴伤而及于阳），脓积寒炅（内积脓血，外为寒热）。粗工治之，亟刺阴阳（不别阴阳，而妄刺之），身体解散，四肢转筋，死日有期，医不能明，此治之五过也。

故曰：圣人之治病也，必知天地阴阳，四时经纪，五脏六腑，雌雄表里，刺灸砭石，毒药所主，从容人事，以明经道。贵贱贫富，各异品理，问年少长，勇怯之理，审于分部，知病本始，八正九候，诊必副矣（《八正神明论》：八正者，所以候八风之虚邪，以时至者也。九候，见前篇）。《疏五过论》

运气第六

（按：运气一书，后世有信其说者，有不信其说者，愚伏读其书，析理渊深，措辞奇玮，上穷天文，下察地气，中究人事，入理之处，确不可易。非深于天人之际，性命之微者，孰能创是鸿篇乎？所以历百世而咸宗之，卒不可废也。今量取其精要说理者，至其图说错综，纤悉言数者，不能尽录。欲深造者，当统观其全书可也。）

夫五运阴阳者，天地之道也（金木水火土为五运，风寒暑湿燥火为六气），万物之纲纪，变化之父母，生杀之本始，神明之府也，可不通乎？故物生谓之化，物极谓之变，阴阳不测谓之神，神用无方谓之圣。夫变化之为用也。在天为玄，在人为道，在地为化，化生五味。道生智，玄生神。神在天为风，在地为木；在天为热，在地为火；在天为湿，在地为土；在天为燥，在地为金；在天为寒，在地为水。故在天为气，在地成形，形气相感，而化生万物矣。

然天地者，万物之上下也；左右者，阴阳之道路也（阳左旋，阴右旋）；水火者，阴阳之征兆也（火阳，水阴）；金木者，生成之终始也（春木发生，秋金成实）。气有多少，形有盛衰，上下相召，而损益彰矣（太过不及，昭然可见）。

何谓气有多少？形有盛衰？曰：阴阳之气，各有多少，故曰三阴三阳也（王注：太阴为正阴，太阳为正阳，次少者为少阴少阳，又次少者为厥阴阳明也）。形有盛衰，谓五行之治，各有太过不及也。故其始也，有余而往，不足随之；不足而往，有余从之（言盈亏无常，不足即伏于有余之中，所以有胜复之相乘也）。知迎知随，气可与期（运有盛衰，气有虚实，更相迎随，以司岁也）。

甲己之岁，土运统之（甲己化土）；乙庚之岁，金运统之（乙庚化金）；丙辛之岁，水运统之（丙辛化水）；丁壬之岁，木运统之（丁壬化木）；戊癸之岁，火运统之（戊癸化火）。

子午之岁，上见少阴（上谓司天，少阴司天，则阳明在泉）；丑未之岁，上见太阴（太阴司天，太阳在泉）；寅申之岁，上见少阳（少阳司天，厥阴在泉）；卯酉之岁，上见阳明（阳明司天，少阴在泉）；辰戌之岁，上见太阳（太阳司天，太阴在泉）；巳亥之岁，上见厥阴（厥阴司天，少阳在泉）。少阴所谓标也，厥阴所谓终也（自子午少阴始，至巳亥厥阴终）。

厥阴之上，风气主之（风木）；少阴之上，热气主之（热火）；太阴之上，湿气主之（湿土）；少阳之上，相火主之（火热）；阳明之上，燥气主之（燥金）；太阳之上，寒气主之（寒水）。所谓本也（六气为三阴三阳之本。《六微旨大论》：言天者，求之本），是谓六元（是真元一气，化而为六也）。

应天为天符（如木运之岁，上见厥阴；火运之岁，上见少阳。岁运与司天相合，故曰天符），承岁为岁直（如木运临寅卯，火运临巳午。运气与地支年辰相直，故曰岁直，亦曰岁会），三合为治（如火运之岁，上见少阴，年辰临午，即戊午岁也；土运之岁，上见太阴，年辰临丑未，即己丑己未岁也；金运之岁，土见阳明，年辰临酉，即乙酉岁也；天气运气年辰俱会，故曰三合）。《天元纪大论》

（运气书凡七篇，俱见下。马注：六节藏象论但论五运，不及六气，但论主时，不及治岁。）

夫变化之用，天垂象，地成形，七曜纬虚（日月五星），五行丽地。地者，所以载生成之形类也。虚者，所以列应天之精气也。形气之动，犹根本之与枝叶也，仰观其象，虽远可知也（太过不及，可观象而知之）。地为人之下，太虚之中者也。帝曰：冯乎

（有凭著否）？曰，大气举之也。

燥以干之，暑以蒸之，风以动之，湿以润之，寒以坚之，火以温之。故风寒在下，燥热在上，湿气在中，火游行其间，寒暑六入（此句诸解未确。昂按：寒暑二字乃省文，盖兼六气而言者也。张注：六者之气，皆入于地中，故令有形之地，受无形之虚气，而化生万物也。又按：此即乾坤专任六子，既成万物之义），故令虚而化生也（化生万物，赖此六气，惟亢害然后为病，故下文言其太过）。

故燥胜则地干，暑胜则地热，风胜则地动（山崩地震），湿胜则地泥，寒胜则地裂，火胜则地固矣（犹土得火，而成瓦埴，此六入而太过者也）。

天地之气，何以候之？曰：天地之气，胜复之作，不形于诊也。《脉法》曰：天地之变，无以脉诊，此之谓也（言司天在泉，胜复之气，皆岁运主之，不形于脉中。王注：当以形症观察之）。

五气更立，各有所先（应运之气），非其位则邪（水居火位，金居木位之类），当其位则正（本位）。气相得则微（子居母位，母居子位），不相得则甚（胜己者，与己所胜者）。气有余，则制己所胜，而侮所不胜（如木既克土，而反侮金之类）；其不及，则己所不胜侮而乘之，己所胜轻而侮之（如金既克木，而土反凌木之类）。侮反受邪（始于侮彼求胜，终则己反受邪），侮而受邪，寡于畏也（畏，谓克制也。五行之气，必有所畏惮，乃能守位，即下文承制之义）。《五运行大论》

愿闻地理之应，六节气位何如？曰：显明之右，君火之位也（日出显明，卯地之右，属东南方，时应春分，六步退行，至东北止）。君火之右，退行一步，相火治之；复行一步，土气治之；复行一步，金气治之；复行一步，水气治之；复行一步，木气治之；复行一步，君火治之（地之四方，分为六步，一岁之中，更治时令，以应天外六节气位之治）。相火之下，水气承之（夏相火之极，水气承之，从微渐化，至冬而著，下同），水位之下，土气承之，土位之下，风气承之（风木）；风位之下，金气承之；金位之下，火气承之；君火之下，阴精承之（马注：其说与阴阳家水胎于午，金胎于卯略同，皆循环相承，以为胎也）。

亢则害，承乃制（六气各专一令，专令者常太过，故各有所承，以制其过，不使亢甚为害也）。制则生化，外列盛衰（外列，即"损益彰矣"之义。按古文作"制生则化"言。有制之者生于其间，则亢害者可化为和平，如甲己化土，乙庚化金之化也。后人改作"制则生化"，似可不必）；害则败乱，生化大病（此段言运气有"生克"，而又有"制化"也。盖五行之理，不独贵于相生，而尤妙于相克。有克之者，以制其太过，则亢害者可化为和平，而盛衰之故，昭然外列而可见。若一于亢害，必至于败乱，而生化之原由此大病矣。盖生克者，运气之常数，而制之化之，又所以转五运而调六气也。圣人作经，参赞化育，义专在此数句，实为全经之要义。王氏略而不注，林氏河间引证纷然，求明而反晦，惟马注云：六位之气过极，则必害作，承气乃生于下，制之使不过也。只照本文解，反觉明白直捷）。

盛衰何如？曰：非其位则邪，当其位则正。邪则变甚，正则微。

何谓当位？曰：木运临卯（丁卯岁），火运临午（戊午岁），土运临四季（甲辰、甲戌、己丑、己未岁），金运临酉（乙酉岁），水运临子（丙子岁），所谓岁会，气之平也（天干之化运，与地支之主岁相合，为岁会）。

非位何如？曰：岁不与会也（则有过不及之气矣）。土运之岁，上见太阴（己丑、己未岁，上谓司天）；火运之岁，上见少阳（戊寅、戊申岁）、少阴（戊子、戊午岁）；金运之岁，上见阳明（乙卯、乙酉岁）；木运之岁，上见厥阴（丁巳、丁亥岁）；水运之岁，上见太阳（丙辰、丙戌岁）。天之与会也，故曰天符（司天与运气相会）。

天符岁会何如？曰：太一天符之会也（天符岁会中之己丑、己未、戊午、乙酉，乃天符岁会相同，又名太乙天符。太一者，至尊无二之称，即《天元纪大论》所谓三合为治，一者天会，二者岁会，三者运会）。其贵贱何如？曰：天符为执法，岁位为行令，太一天符为贵人。

邪之中也，奈何？中执法者，其病速而危；中行令者，其病徐而持；中贵人者，其病暴而死（谓以天符、岁会、太一之日得病）。

六气应五行之变何如？曰：位有终始，气有初中，上下不同，求之亦异也（张注：位有终始者，谓厥阴风木主初气，君相二火主二气、三气，太阴湿土主四气，阳明燥金主五气，太阳寒水主六气。此主时之五行，守定位而不移者也。气有初中者，谓加临之六气始于地之初气，而终于天之中气也。上下不同者，谓客气加于上，主气主于下，应各不同也）。

求之奈何？曰：天气始于甲（天干），地气始于子（地支），子甲相合，命曰岁立（从甲子岁始，推之有六十甲子）。谨候其时，气可与期（先立其岁，以候其时，则加临之气，可期而定矣）。

言天者，求之本（风寒暑湿燥火，六元本气）；言地者，求之位（三阴三阳，五行之步位）；言人者，求之气交。

何谓气交？曰：上下之位，气交之中，人之居也。故曰天枢（天枢，脐旁穴名，胃经）之上，天气主之；天枢之下，地气主之；气交之分，人气从之。万物由之，此之谓也。

初中何也？初者，地气也；中者，天气也（王注：初之气，天用事，则地气上腾于太虚之内。气之中，地主之，则天气下降于有质之中）。气之升降，天地之更用也。升已而降，降者谓天；降已而升，升者谓地。天气下降，气流于地；地气上升，气腾于天。故高下相召，升降相因，而变作矣（因是而有胜复之变）。

夫物之生从于化，物之极由乎变，变化之相薄，成败之所由也。故气有往复，用有迟速，四者之有，而化而变，风之来也（化则正风生，变则邪风生）。成败倚伏生乎动，动而不已，则变作矣。

出入废则神机化灭，升降息则气立孤危（《五常政大论》：根于中者，命曰"神机"，神去则机息；根于外者，命曰"气立"，气止则化绝）。故非出入则无以生长壮老已，非升降则无以生长化收藏。是以升降出入，无器不有（有情、无情，皆有四者）。故器者，生化之宇（凡有形者，皆谓之器），器散则分之，生化息矣（人之生也有涯，故器散而分，则阳归于天，阴反于地而生化息矣）。故无不出入，无不升降。化有小大（小物大物），期有远近（小年大年），四者之有（升降出入），而贵常守，反常则灾害至矣。故曰：无形无患（《道德》中之粹语），此之谓也。

曰：有不生不化乎？与道合同，惟真人也（经以合道，真人为至，非神圣其孰能与于此？）。《六微旨大论》

平气何如而名？木曰敷和，火曰升明，土曰备化，金曰审平，水曰静顺。

其不及奈何？木曰委和，火曰伏明，土曰卑监，金曰从革，水曰涸流。

太过何谓？木曰发生，火曰赫曦，土曰敦阜，金曰坚成，水曰流衍。

不恒其德（恃己而凌犯他位），则所胜来复（所胜者必来复仇）；政恒其理，则所胜同化（若不肆威刑，政理和恒，则胜己与己所胜者，皆同治化。由是言之，则医道与治道，亦有相会通者矣）。

故气主有所制（五运主气，各有克制），岁立有所生（每岁年辰，各有生化），地气制己胜（在泉之气，制己所胜者），天气制胜己（吴注，司天在上，义不可胜，故制胜己），天制色（天虚，故制色之盛衰），地制形（地实，故制形之盛衰）。五类衰盛，各随其气之所宜也（五类，毛、羽、鳞、介、倮也。倮虫属土，毛虫属木，羽虫属火，鳞虫属水，介虫属金，各随气运之生克，以为成耗也）。故有胎孕不育，治之不全，此气之常也（虽治之亦不能全，此气化之常，非治之过），所谓中根也（凡血气之属，中必有根，成耗之理，皆根于中，在人则两肾中间，命门之元阳也）。根于外者亦五（如五味、五色之类，凡有生而无知者），故生化之别，有五气、五味、五色、五类、五宜也。

根于中者，命曰神机，神去则机息（禀乎天者，以神为主，神为机发之本）；根于外者，命曰气立，气止则化绝（禀于地者，以气为主，气为生化之原）。故各有制，各有胜，各有生，各有成。故曰：不知年之所加（五运六气之加临），气之同异（主客胜负之同异），不足以言生化也。《五常政大论》

六气分治，司天地者，其至何如？曰：厥阴司天，其化以风；少阴司天，其化以热；太阴司天，其化以湿；少阳司天，其化以火；阳明司天，其化以燥；太阳司天，其化以寒。以所临藏位，命其病者也（王注：肝木位东方，心火位南方，脾土位中央及四维，肺金位西方，肾水位北方，是五脏定位。然五运御六气所至，气相得则和，不相得则病，故先以六气所临，后言五脏之病也）。

地化奈何（在泉地化）？曰：司天同候，同气皆然（虽易位而治法皆同）。

间气何谓？曰：司左司右者，是谓间气也。（岁有六气，以一气司天，一气在泉。余四气，一为司天左间，一为右间；一为在泉左间，一为右间。《五运行大论》：诸上见厥阴，左少阴，右太阳；见少阴，左太阴，右厥阴；见太阴，左少阳，右少阴；见少阳，左阳明，右太阴；见阳明，左太阳，右少阳；见太阳，左厥阴，右阳明。所谓面北而命其位也。诸厥阴等在泉，左右间气亦同，所谓面南而命其位也）

何以异之？主气者纪岁，间气者纪步也。（司天、在泉主一岁之气，间气分主四时之气。以一岁分为六步，周流循环，更治时令，以应六节气位之治。每步治六十日，余八十七刻半，积六步而成岁，则三百六十五日有奇也。《六微旨大论》：君火之右，退行一步，相火治之；复行一步，土气治之；复行一步，金气治之；复行一步，水气治之；复行一步，君火治之。六气循天右转，以应六节也。）

岁厥阴在泉（寅申之年），风淫所胜，民病洒洒振寒（伤风故寒），善呻数欠（《甲乙经》作胃病），心痛支满，两胁里急（肝病），饮食不下，膈咽不通，食则呕，腹胀（脾病），善噫（风木于心），得后与气（大便嗳气），则快然如衰（木气得畅），身体皆重（厥阴主筋，筋弱则身重。大要风木干脾土为病）。

岁少阴在泉（卯酉之年），热淫所胜，民病腹中常鸣，气上冲胸，喘（火克肺、大肠金），不能久立（骨病），寒热皮肤痛（火热乘肺），目瞑（少阴病，但欲寐），齿痛（火乘阳明），頔肿（目下曰頔，少阴有水气），恶寒发热如疟（金火相战），少腹中痛，腹大（热在中下二焦）。

岁太阴在泉（辰戌之年），湿淫所胜，至阴之交，民病饮积，心痛，耳聋（吴注：火遇湿则畏，窍遇湿则障），嗌肿喉痹，阴病血见（湿变热而动血，又脾虚不能统血），少腹痛肿，不得小便，病冲头痛（土克膀胱水，太阳经气不能下行，故上冲头痛），目似脱，项似拔，腰似折，髀不可以回，腘如结，腨如别（膝后为腘，足肚为腨，皆膀胱经脉所过，为湿土伤太阳寒水）。

岁少阳在泉（乙亥之年），火淫所用胜，寒热更至，民病注泄赤白（火甚则水来复，故寒热更至；热伤血泄赤，伤气泄白），少腹痛，溺赤，甚则血便。少阴同候（少阴热淫与火淫同）。

岁阳明在泉（子午之年），燥淫所胜，民病喜呕，呕有苦（金乘甲胆故呕苦），善太息，心胁痛，不能反侧，甚则嗌干面尘，身无膏泽（皆燥之故），足外反热（《灵枢》以诸症为少阳胆病，嗌干面尘为厥阴肝病，皆金胜木也）。

岁太阳在泉（丑未之年），寒淫所胜，民病少腹控睾（音皋，肾子），引腰脊，上冲心痛（水上凌火），血见，嗌痛颔肿（《灵枢》以嗌痛颔肿为小肠病，皆水克火也）。

厥阴司天（乙亥之年），风淫所胜，民病胃脘当心而痛（胃土受病），上支两胁（木盛肝病），膈咽不通，饮食不下，舌本强（脾脉连舌本），食则呕，冷泄腹胀，溏泄，瘕（脾不运而成瘕），病本于脾（皆木胜而土病）。冲阳（足背上动脉，胃之气）绝，死不治。

少阴司天（子午之年），热淫所胜，民病胸中烦热，嗌干（少阴火），右胠满（肺主右胁），皮肤痛（肺主皮肤，热不得越而痛），寒热咳喘，唾血，血泄（火克大肠），鼽衄（鼻流清涕曰鼽，音求；鼻血曰衄。鼻为肺窍），嚏呕，溺色变（肺热），其则疮疡胕肿（肺主皮肤故疮疡，肺不能通调水道故胕肿），肩背臂臑及缺盆中痛（肺脉所过），心痛（心脉上肺），肺䐜（音嗔，胀也），腹大满，膨膨而喘咳，病本于肺（皆火盛克金）。尺泽（肘内廉大纹中动脉，肺之气也）绝，死不治。

太阴司天（丑未之年），湿淫所胜，胕肿（肾为土克，不能行水），骨痛（肾主骨），阴痹，阴痹者按之不得（知），腰脊头项痛（肾主督脉），时眩（下元不足），大便难（肾病乏液），阴气不用（不举），饥不欲食（胃热消谷善肌，脾虚又不欲食），咳唾则有血（肾损），心如悬（水不济火），病本于肾（皆土胜克水）。太溪（足内踝后跟骨上动脉，肾之气也）绝，死不治。

少阳司天（寅申之年），火淫所胜，民病头痛，发热恶寒而疟（少阳居半表半里，故寒热相并为疟），热上皮肤痛（肺主皮毛），色变黄赤，传而为水（肺不能通调水道，少阳相火冲逆而上，水随火溢，散于阴络而为消肿。故本篇又云：诸病胕肿，皆属于火也），身面胕肿，腹满仰息，泄注赤白，疮疡（热传肌肤），咳唾血，烦心（烦出于肺，火克金也），胸中热，甚则鼽衄，病本于肺（皆火胜克金）。天府（腋下三寸，臂臑内廉动脉，肺之气也）绝，死不治。

阳明司天（卯酉之年），燥淫所胜，筋骨内变，民病左胠胁痛（肝居左），寒清于中，感而疟（疟乃肝胆之邪），大凉革候，咳，腹中鸣（凉气内伐），注泄鹜溏（如鸭类之溏），名木敛生菀（郁）于下（木之生气不得畅达，故有下文诸症），心胁暴痛，不可反侧，嗌乾面尘，腰痛，丈夫㿗疝，妇人少腹痛，目眜眦疡，疮痤痈，病本于肝（皆金胜而木病）。太冲（足大指本节后二寸动脉，肝之气也）绝，死不治。

太阳司天（辰戌之年），寒淫所胜，血变于中，发为痈疡（诸痛痒疮，皆属心火），民病厥心痛，呕血，血泄，鼽衄，善悲（心主喜乐，不足则悲），时眩仆，运火炎烈（王注：若乘火运而炎烈。马注：以时眩仆运为句，火炎烈为句。昂按：既云眩仆，何必又加运字乎？），胸腹满，手热（心包脉行手心），肘挛掖肿，心澹澹大动（水上凌火），胸胁胃脘不安，面赤目黄，善噫（心为噫），嗌干，甚则色炲（音台，黑色象水），渴而欲饮，病本于心（皆水胜而火病），神门（手掌后锐骨之端动脉，心之气也）绝，死不治。

身半以上，其气三矣，天之分也，天气主之。身半以下，其气三矣，地之分也，地气主之（马注：少阴君火应心、小肠，阳明燥金应肺、大肠，少阳相火应心包、三焦，为天之分；太阴湿土应脾、胃，厥阴风木应肝、胆，太阳寒水应肾、膀胱，为地之分。昂按：天气三，谓司天及左右二间气也；地气三，谓在泉及左右二间气也。本篇后文云：初气终三气，天气主之；四气尽终气，地气主之，亦上下各三气也。若大肠、小肠皆在下部，何以能应身半以上之天气乎？）。以名命气，以气命处，而言其病。半所谓天枢也（天枢穴，在脐两旁，为身上下之分，以厥阴、阳明等名而命其气，以气属某经某腑某脏而命其处，合气与处而言其属某病也），故上胜而下俱病者，以地名之；下胜而上俱病者，以天名之（王注：彼气既胜，此未能复，行无所进，退而怫郁，上胜下病，地气郁也，以地名之；下胜上病，天气塞也，以天名之。《六元正纪大论》"上胜则天气降而下，下胜则地气迁而上"是也）。所谓胜至，报气屈伏而未发也（胜气已至，而报复之气尚伏而未发），复至则不以天地异名，皆如复气为法也（病有天地异名，而治胜复之法则无异）。

胜复之动，时有常乎？气有必乎？曰：时有常位，而气无必也（时位有常，气之发动难定）。初气终三气，天气主之，胜之常也（司天主上半岁）；四气尽终气，地气主之，复之常也（在泉主下半岁，如上半岁之木火胜，则下半岁之金水来复）。有胜则复，无胜则否（所以气不可必）。

复已而胜何如？曰：胜至则复，无常数也，衰乃止耳（王注：胜微则复微，胜甚则复甚，无有定数，至其衰谢则胜复皆自止也）。复已而胜，不复则害，此伤生也（有胜而不能复，是真气伤败而生意尽矣，言胜之不可无复也）。

复而反病何也？居非其位，不相得也。大复其胜，则主胜之，故反病也（王注：舍己宫观，适于他邦，己力已衰，主不相得。怨随其后，故力极而复，主反袭之，反自病也）。所谓火燥热也（王注：少阳火也，阳明燥也，少阴热也。少阴、少阳在泉为火居水位，阳明司天为金居火位，金复其胜则火主胜之，火复其胜则水主胜之。马注：此正居非其位，气不相得，大复其胜则主反胜之，惟火、燥、热三气乃尔也）。《至真要大论》

天地之数，起于上而终于下（起于司天，终于在泉），岁半之前，天气主之（大寒至小暑，司天主之），岁半之后，地气主之（大暑至小寒，在泉主之）。上下交互，气交主之（上下之中，又有互体）。

春气始于下，秋气始于上，夏气始于中（由中而长），冬气始于标（由标而敛于本）。故至高之地，冬气常在；至下之地，春气常在（西北高燥故多寒，东南卑湿故常温。《五常政大论》曰：崇高则阴气治之，污下则阳气治之）。

厥阴所至（俱主岁气言），为里急，为支痛（支格而痛），为緛（软），戾（厥阴主筋，寒则急，热则弛），为胁痛、呕泄（木邪克土），病之常也。

少阴所至，为疡胗（心火），身热，为惊惑，恶寒战栗，谵妄（妄言妄见），为悲妄（皆心气不足），衄衊，为语笑（皆心火），病之常也。

太阴所至，为积饮否隔（湿土为病），为蓄满，为中满（脾土不运），霍乱吐下（中宫不和），为重胕肿（湿胜），病之常也。

少阳所至，为嚏呕，为疮疡，为惊躁（胆主惊），瞀昧、暴病（皆火邪），为喉痹（相火），耳鸣呕涌，为暴泄（火泄），瞤（肉动），瘛（抽掣），暴死（皆火病也），病之常也。

阳明所至，为浮虚，为鼽（鼻流清涕，大肠病），尻（苦高切，臀也），阴股膝髀腨（音善，足肚）胻足病（胃病），为胁痛皴揭（金燥），为鼽嚏，病之常也。

太阳所至，为屈伸不利，为腰痛（脉行腰脊头项，故不利而痛），为寝汗（梦中盗汗，表虚），痉（头项强直，乃屈伸不利而甚者），为流泄禁止（流泄象水，禁止象寒），病之常也。

（此段病形，分经并合，未根据原文，因于文理无碍，用以便人观览也。）

气高则高，气下则下，气后则后，气前则前，气中则中，气外则外，位之常也（王注：手阴阳位高，足阴阳位下，太阳行身后，阳明行身前，太阴少阴厥阴在中，少阳行身侧，各随其位，以言病象）。故风胜则动，热胜则肿，燥胜则干，寒胜则浮，湿胜则濡泄，甚则水闭胕肿，随气所在，以言其变耳（察六气胜复所在，以言病变也）。《六元

正纪大论》

岁木太过，风气流行，脾土受邪，民病飧泄，食减，体重，烦冤，肠鸣腹支满（皆木盛克土），上应岁星（木盛则木星光明）。甚则忽忽善怒，眩冒巅（顶）疾，反胁痛而吐甚（肝实自病，金来为母复仇，木又制乎金也），上应太白星（金星光明）。

岁火太过，炎暑流行，金肺受邪，民病疟（金火相战），少气（壮火食气），咳喘（火气乘肺），血溢（血出上窍），血泄（血出二便），注下（火入大肠而泄），嗌燥（火炎肺系），耳聋（耳为肾窍，火盛则水衰），中热（胸中），肩背热（背者胸中之府），上应荧惑星（火星光明）。甚则胸中痛，胁支满，胁痛膺背肩胛间痛，两臂内痛（皆心主经脉所过。《脏气法时论》言心病与此同），身热骨痛，而为浸淫（《玉机真脏论》作身热肤痛，肺主皮肤），上应辰星（水星为母复仇）。

岁土太过，雨湿流行，肾水受邪，民病腹痛（湿胜），清厥（足逆冷），意不乐（脾不营运），体重（湿胜），烦冤（《脏气法时论》：肾病者，身重；肾虚者，大小腹痛，清厥，意不乐），上应镇星（土星）。甚则肌肉痿（土主肌肉），足痿不收，行善瘈，脚下痛（胃脉在足），饮（水饮）发中满（土不制水），食减，四肢不举（脾主四肢），腹满溏泄，肠鸣反下甚（皆本经自病），上应岁星（木复仇而刑土）。

岁金太过，燥气流行，肝木受邪，民病两胁下少腹痛（肝脉行胁，抵小腹），目赤痛眦疡（目为肝窍），耳无所闻（肝藏血，耳得血而能听。《脏气法时论》：肝虚则目䀮䀮无所见，耳无所闻），肃杀而甚，则体重（肝主筋，筋衰则身重），烦冤，胸痛引背，两胁满，且痛引少腹（《玉机真脏论》：肝脉不及，则胸痛引背，下则两胁胠满），上应太白星（金星克木）。甚则喘咳逆气，肩背痛，尻阴股膝髀腨胻足皆病（火来复仇，而金反病，下部皆痛，母病及子也。《脏气法时论》言肺病同），上应荧惑星（火星复仇）。收气峻，生气下，病反暴痛，胠胁不可反侧（金盛刑木），咳逆甚而血溢（肺金自病），上应太白星（金星）。

岁水太过，寒气流行，邪害心火，民病身热烦心，躁悸（躁，烦甚也；悸，心动也。火属于水则躁，火畏水则悸），阴厥（阴盛厥逆），上中下寒（外热内寒），谵妄（妄言妄见），心痛，上应辰星（水星）。甚则腹大，胫肿喘咳（肾脉起足下，贯膈，入肺），寝汗出憎风（阴盛阳虚。《脏气法时论》言肾病同），上应镇星（土复仇而乘水）。湿气（土）变物，病反腹满，肠鸣溏泄，食不化（土气来复，反见脾病），渴而妄冒（脾不能行津液而渴，火被湿郁而妄冒），上应荧惑辰星（火星减耀，水星明莹）。

（按：五运六气，太过不及，胜复淫郁，经文言之至为详悉，本集不能多录，然大旨略同，故量取数段，可以概其余矣。）

岁运太过，畏星失色，而兼其母（借母气以自助），不及则色兼其所不胜（为所凌侮，而兼其色）。《气交变大论》

木得金而伐，火得水而灭，土得木而达（昂按：木树根于土，是土为生木之母，何以木反克土乎？盖土竭其膏液，以荣养乎木，若或克之耳，使土而无木，则无花叶之菁葱，无果谷之成熟，人民无所资养，天地黯淡无章，不过顽然垒块而已，土何利之有焉？木者，所以疏土之气，又以成土之德也。故经文独言达，而不同于伐、灭、缺、绝四条也。赵养葵曰：世人皆言木克土，而余独升木以培土，其有会于斯旨也钦？），金得火而缺，水得土而绝，万物尽然，不可胜竭。《宝命全形论》

审治第七

（本篇尽出《素问》，末附《灵枢》一则。）

诸风掉眩，皆属于肝（风木动摇）；诸寒收引，皆属于肾（寒性缩急）；诸气膹郁，皆属于肺（肺主气）；诸湿肿满，皆属于脾（脾不营运）；**诸痛痒疮，皆属于心**（疮疡皆属心火，火微则痒，火甚则痛）；

诸厥固泄，皆属于下（吴注：下谓肾也，兼水火之司，阴精水衰，则有热厥；命门火衰，则有寒厥。肾开窍于二阴，水衰火实，则二便不通而为固；火衰水实，则二便不禁而为泄）；**诸痿喘呕，皆属于上**（上，谓肺也。肺主气，肺热叶焦，则诸脏无所禀气，故有肺痿，及筋、脉、骨、肉诸痿。喘呕亦属上焦）；

诸热瞀（音茂）**瘛**（昏乱抽掣），**皆属于火**；**诸禁鼓栗，如丧神守，皆属于火**（内热而外反寒。盖火性就燥，内热既甚，卫外之阳皆凑入内，故外反鼓栗也）；**诸逆冲上，皆属于火**；**诸躁狂越，皆属于火**；**诸病胕肿**（热盛于内，水随水溢），**痛酸惊骇，皆属于火**；**诸胀腹大，皆属于热**（热郁于内为热胀，亦有寒郁而生寒胀者。东垣曰：大抵热胀少，寒胀多，故立中满分消丸治热胀，中满分消汤治寒胀）；**诸病有声**（肠鸣），**鼓之如鼓**（鼓胀），**皆属于热**（李士材曰：二病多有属寒者）；**诸转反戾**（转筋之类），**水液浑浊**（小便），**皆属于热**；**诸呕吐酸，暴注下迫**（火泻里急），**皆属于热**；**诸痉项强，皆属于湿**（湿甚而兼风木之化）；**诸暴强直，皆属于风**（风性劲急，二证相类，而一属湿，一属风）；**诸病水液，澄彻清冷**（吐、溺），**皆属于寒**。

　　故大要曰，谨守病机，各司其属，有者求之（或有热有湿，或有风有寒），**无者求之**（或无水，或无火，或非热，或非寒），**盛者责之，虚者责之**（河间著《原病式》，用病机十九条，而未及十六字，似属缺典），**必先五胜**（五行胜气），**疏其血气，令其调达，而致和平，此之谓也。**

　　（此段次序稍易，以火从火，以热从热，用便观览，因于文义无害，故敢尔也。昂按：病机十九条，而火居其五，热居其四，可见诸病火热为多，盖风寒暑湿，皆能为火为热也。宇宙间天地万物，皆赖此阳火，以为生发之本，若无此火，则天地或几乎息矣。庄子所谓"火传不知其尽"，而释氏相宗，亦以暖与议并举也。但平则为恩，亢则为害，生杀之机，互相倚伏，凡物皆然。故火能生人，而亦能杀人也。）

诸气在泉（司天略同，稍有异者，详本注中。经文在泉，每居司天之前），风淫于内，治以辛凉，佐以苦甘（旧本无甘字，司天有甘字），以甘缓之，以辛散之（金能胜木，故治以辛凉；辛过甚恐伤气，故佐以苦甘。苦胜辛，甘益气也。木性急，故甘以缓之；木喜条达，故辛以散之。司天多"酸以泻之"，无"辛散"句）。

热淫于内，治以咸寒，佐以甘苦，以酸收之，以苦发之（水胜火，故治以咸寒；甘胜咸，佐之所以防其过也。心苦缓，故以酸收之；热郁于内，故以苦发之。司天无"苦发"句）。

湿淫于内，治以苦热，佐以酸淡（司天作酸辛，又云"湿上甚而热，治以苦温，佐以甘辛，以汗为故而止"），以苦燥之，以淡泄之（苦热能燥湿，酸木能制土，淡能利水。吴注：使酸而非淡，则味厚滋湿矣。泄，渗与汗也）。

火淫于内，治以咸冷，佐以苦辛（司天作"苦甘"，相火畏火也。故治以咸冷，苦能泄热，辛能散能润），以酸收之，以苦发之（与治热淫同）。

燥淫于内，治以苦温，佐以甘辛（司天作"酸辛"），以苦下之（火能胜金，故治以苦温；甘辛能润燥，燥热内结，以苦泻之可也）。

寒淫于内，治以甘热，佐以苦辛（司天作"平以辛热，佐以甘苦"），以咸泻之，以辛润之，以苦坚之（土能制水，热能胜寒，故治以甘热。苦而辛亦热品也。伤寒内热者，以咸泻之；肾苦燥，以辛润之；肾欲坚，以苦坚之）。

治诸胜复，寒者热之，热者寒之，温者清（凉）之，清者温之，散者收之，抑（郁）者散之，燥者润之，急者缓之，坚者耎（软）之，脆者坚之，衰者补之，强者泻之，各安其气，必清必静，则病气衰去，归其所宗，此治之大体也。

气之胜也，微者随之，甚者制之，气之复也，和者平之，暴者夺之，皆随胜气（胜复之气），安其屈伏（屈伏之气），无问其数，以平为期，此其道也。

寒者热之，热者寒之，微者逆之，甚者从之（王注：微者犹人火也，可以湿伏，可以水折；甚者犹龙火也，激则愈焰，当顺其性而散之。按：此与上文微者随之、甚者制之相反，而各有其妙），坚者削之，客者除之，劳者温之（温养），结者散之，留者攻之，燥者濡之，急者缓之，散者收之，损者益之，逸者行之，惊者平之，上之（吐）下之（泻），摩之浴之，薄之（渐磨）劫之，开之发之，适事为故。

何谓逆从（申明上文逆之、从之二义）？曰：逆者正治，从者反治（以寒治热，以热治寒，逆病气者，谓之正治；以寒治热而佐以热药，以热治寒而佐以寒药，顺病气者，谓之反治），从少从多，观其事也（视病之轻重，为药之多少）。

反治何谓（反治为治法玄微，故再三辨诘）？曰：热因寒用，寒因热用，塞因塞用，通因通用，必伏其所主（所主之病），而先其所因（所因之法）。其始则同，其终则异，可使破积，可使溃坚，可使气和，可使必已。（王、林注曰：热因寒用者，如大寒内结，以热攻除，寒甚格热，热不得前，则以热药冷服，下嗌之后，冷体既消，热性便发，情且不违，而致大益，是热因寒用之例也。寒因热用者，如大热在中，以寒攻治则不入，以热攻治则病增，乃以寒药热服，入腹之后，热气既消，寒性遂行，情且协和，而病以减，是寒因热用之例也。《五常政大论》："治热以寒，温而行之；治寒以热，凉而行之"即此义也。塞因塞用者，如下焦虚乏，中焦气壅，肢胁满盛，欲散满则益虚其下，欲补下则满甚于中。病患告急，不救其虚，且攻其满，药入则减，药过依然，故中满下虚，其病益甚。不知疏启其中，峻补其下，少服则资壅，多服则宣通，下虚既实，中满自除，此塞因塞用也。通因通用者，如大热内结，注泻不止，以热涩之，结复未除，以寒下之，结散利止，此通因通用也。其积寒久泻，以热下之，同此法。）

平气何如？曰：谨察阴阳所在而调之，以平为期。正者正治，反者反治（王注：阴病阳不病，阳病阴不病，是为正病，则以寒治热，以热治寒，正治也。如阴位见阳脉，阳位见阴脉，是谓反病，则以寒治寒，以热治热，此反治也）。

论言治寒以热，治热以寒，方士不能废绳墨而更其道也。有病热者，寒之而热；有病寒者，热之而寒；二者皆在，新病复起（寒热二症皆在，因服寒热之药，反增新病），奈何治（欲依标格，则病势不除；若废绳墨，则更无新法）？曰：诸寒之而热者取之阴，热之而寒者取之阳，所谓求其属也（王注言：益火之源以消阴翳，壮水之主以制阳光，故曰求其属也。又曰：脏腑之源，有寒热温凉之主，取心者不必齐以热，取肾者不必齐以寒；但益心之阳，寒亦通行，强肾之阴，热之犹可，观斯之故，或治热以热，治寒以寒，万举万全，孰知其意）。

服寒而反热，服热而反寒，其故何也？曰：治其旺气，是以反也（气当旺之时而复补助之。马注：或热太过而水不生，故虽用寒药而热不去，或寒太过而火不生，故虽用热药而寒不去）。

不治旺而然者，何也？曰：不治五味属也（五味各有所属）。夫五味入胃，各归其所喜攻，酸先入肝，苦先入心，甘先入脾，辛先入肺，咸先入肾，久而增气（助其藏气），物化之常也。气增而久，夭之由也（久而增气。王注云：如久服黄连、苦参反热之类，气增不已，则脏有偏胜，偏胜则脏有偏绝，故致暴夭。《生气通天论》所谓"味过于酸，肝气以津，脾气乃绝"，即其义也）。

方制君臣，何谓也？主病之谓君（主治是病者，为君药），佐君之谓臣，应臣之谓使（佐应者，为臣使药），非上下三品之谓也（神农制《本草》，以上药一百二十品为君，中药一百二十品为臣，下药一百二十五品为佐使）。

气有多少，病有盛衰，治有缓急，方有大小，奈何？曰：气有高下（马注：司天在泉，观下文补上治上二句，当属上部下部），病有远近（久病新病，位远位近），证有中外（内伤，外感），治有轻重（轻剂，重剂），适其至所为故也（治以适至其昕为节，如病高而治下，病远而治近，病中而治外，病重而治轻，皆为药病不相当也）。《大要》曰：君一臣二，奇之制也；君二臣四，偶之制也；君二臣三，奇之制也；君二臣六，偶之制也（王注：奇，古之单方；偶，古之复方）。故曰：近者奇之，远者偶之，汗者不以奇，下者不以偶，补上治上制以缓（恐其下迫），补下治下制以急（恐其力微）。急则气味厚（用气厚味厚之药），缓则气味薄（用气薄味薄之药），适其至所，此之谓也。

是故平气之道，近而奇偶，制小其服也（心肺位近，或补或汗，宜小服）；远而奇偶，制大其服也（肝肾位远，或补或下，宜大其服）。大则数少，小则数多，多则九之（味多而分两轻），少则二之（味少而分两重）。奇之不去则偶之，是谓重方（即复方，不能少而奇，宁多而偶，所谓逆者正治也）。偶之不去则反佐以取之，所谓寒热温凉，反从其病也（马注：取药味之寒热温凉，反同于病之寒热温凉者以佐之，乃因其性而利导之，所谓从者反治也）。

病之中外何如？曰：调气之方，必别阴阳，定其中外，各守其乡，内者内治（阴经里证），外者外治（阳经表证），微者调之，其次平之，盛者夺之，汗者（者当作"之"）下之，寒热温凉，衰之以属，随其攸利（王注：假如小寒之气温以和之，大寒之气热以取之，甚寒之气则下夺之，夺之不已则逆折之，折之不尽，则求其属以衰之；小热之气凉以和之，大热之气寒以取之，甚热之气则汗发之，发之不尽则逆制之，制之不尽，则求其属以衰之）。

病之中外何如，曰：从内之外者调其内（皆先治其本，后治其标）；从外之内者治其外；从内之外而盛于外者，先调其内而后治其外；从外之内而盛于内者，先治其外而后调其内；中外不相及则治主病（中不出外，外不入中，则治其本病）。

五味阴阳之用何如？辛甘发散为阳，酸苦涌泄（涌吐，泄下）为阴，咸味涌泄为阴，淡味渗泄为阳（利小便），六者或收（酸）或散（辛），或缓（甘）或急（咸苦），或燥（苦）或润（辛），或耎（咸）或坚（苦），以所利而行之，调其气使其平也。《至真要大论》

补上下者从之，治上下者逆之（王注：上下谓司天在泉也。气不及，则顺其味以和之；气太过，则逆其味以折之），以所在寒热盛衰而调之（地有寒热异宜，人有盛衰异质）。故曰，上取（涌吐，一曰头面胸喉）下取（泄利，一曰少腹胫足，一曰二便通塞），内取（药饵，一曰切脉虚实，一曰沉以候里）外取（形色，一曰按摩针灸，一曰渍形为汗，一曰浮以候表），以求其过。能（耐）毒者以厚药，不胜毒者以薄药（视其人之强弱）。

气反者，病在上，取之下（通其下而上病愈）；病在下，取之上（升其上而下病愈）；病在中，旁取之（病在中，而经脉行于左右，针灸熨药而旁取之。《灵枢·终始》篇：病在上者下取之，病在下者高取之，病在头者取之足，病在腰者取之腘。此言刺法，然药饵亦有此理。李东垣曰：《灵枢》曰，头有疾，取之足，谓阳病取阴也；足有疾，取之上，是阴病取阳也；中有疾，旁取之。中者，脾胃也；旁者，少阳甲胆也。甲胆风木也，东方春也。胃中谷气者，便是风化也。胃中湿胜而成泄泻，宜助甲胆，风胜以克之，又是升阳助清气，上行之法也）。

治热以寒，温而行之（寒药热服）；治寒以热，凉而行之（热药凉服，二者为反治）；治温以清，冷而行之（清药冷服）；治清以温，热而行之（温药热服，二者为正治）。故消之削之，吐之下之，补之泻之，久新同法。

病有久新，方有大小，有毒无毒（药之有毒无毒者），固宜常制（度）矣。大毒治病，十去其六（过之则伤正气）；常毒治病，十去其七；小毒治病，十去其八；无毒治病，十去其九（张子和曰：凡药皆毒也，虽苦参甘草，不可不谓之毒，久服必偏胜为害）。谷肉果菜，食养尽之（饮食调养，以尽病邪。《脏气法时论》：毒药攻邪，五谷为养，五果为助，五畜为益，五菜为充）。无使过之，伤其正也。不尽，行复如法（余邪未尽，复行前法）。

必先岁气，无伐天和（必察岁运时令之气，逆之则伤天和）。无盛盛，无虚虚（当泻而补为盛盛，当补而泻为虚虚），而遗人夭殃。无致邪，无失正（助邪气，伐正气），绝人长命。

天不足西北，左寒而右凉；地不满东南，右热而左温。其故何也？曰：阴阳之气，高下之理，太少（一作大小）之异也。东南方，阳也，阳者，其精降于下，故右热而左温（阳生于东，而盛于南，故东温而南热）。西北方，阴也，阴者，其精奉于上，故左寒而右凉（阴生于西，而盛于北，故西凉而北寒）。是以地有高下，气有温凉。高者气寒，下者气热，故适寒凉者胀（感阴寒而成胀），之温热者疮（感湿热而生疮），下之则胀已，汗之则疮已，此腠理开闭之常，太少之异耳。

阴精所奉其人寿，阳精所降其人夭。西北之气，散而寒之；东南之气，收而温之。所谓同病异治也（王注：西北人腠理密而食热，故宜散宜寒；东南人腠理疏而食冷，故宜收宜温。吴注：西北气寒，寒固于外，则热郁于内，故宜散其外寒，清其内热；东南气热，热则气泄于外，寒生于内，故宜收其外泄，温其内寒。是以病同而治异者，盖天气与地宜不同也）。

故曰：气寒气凉，治以寒凉，行水渍之（药治其内，汤渍其外）；气温气热，治以温热（二义解者俱欠明确，岂即上文所谓西北散而寒之，东南收而温之之意乎？）。强其内守，必同其气（即气寒气凉，治以寒凉之义），可使平也，假者反之（或有反此为治者，乃假借之，以为反治也）。

《五常政大论》

木郁达之（宣吐），火郁发之（升散），土郁夺之（泻下），金郁泄之（解表，利小便），水郁折之（制其冲逆），然调其气，过者折之，以其畏也。所谓泻之（过，太过也。折之以其所畏，即泻之是也。王注：咸泻肾，酸泻肝，辛泻肺，甘泻脾，苦泻心），必折其郁气，先资其化源（吴注：如寒水司天，则火受郁，火失其养，则资其木也），抑其运气（主运胜气），扶其不胜，无使过暴，而生其疾。

论言：热无犯热，寒无犯寒（时热病热，无犯热药；时寒病寒，无犯寒药）。余欲不远寒，不远热，奈何？曰：发表不远热，攻里不远寒（吴注：发表利用热，夏月发表不远热也；攻里利用寒，冬月攻里不远寒也）。热无犯热，寒无犯寒，及胜其主则可犯，以平为期，而不可过，是谓邪气反胜者（邪气胜主气，如夏应热，而反寒甚，则可以热犯热，余准此）。故曰：无失天信，无逆气宜，无翼其胜，无赞其复，是谓至治（吴注：天信，春温夏热秋凉冬寒也；气宜，治温以清，治热以寒也；翼胜赞复，禁助邪也）。

妇人重身（怀妊），毒之何如（可用毒药否）？曰：有故无殒，亦无殒也（有故，如下文大积大聚是也。内既有故，则毒药自病当之，故母与胎，皆无患也）。其故何谓也？大积大聚，其可犯也，衰其大半而止，过者死（积聚，必须攻以毒药，太过则真气被伤）。《六元正纪大论》

有其在标而求之于标，有其在本而求之于本，有其在本而求之于标，有其在标而求之于本，故治有取标而得者，有取本而得者，有逆取而得者，有从取而得者，治反为逆，治得为从。小大不利（谓二便，《灵枢》有便字）治其标，小大利治其本。病发而有余，本而标之，先治其本，后治其标；病发而不足，标而本之，先治其标，后治其本。谨察间甚，以意调之。《标本病传论》

（《灵枢·病本》篇略同）

凡治病，察其形气色泽，脉之盛衰，病之新故，乃治之，无后其时，形气相得（形盛气盛，形虚气虚），谓之可治。色泽以浮，谓之易已；脉从四时，谓之可治（春弦，夏钩，秋浮，冬营）；脉弱以滑，是有胃气，谓之易治，取之以时（合于时令，又勿后时）。形气相失，谓之难治（形盛气虚，形虚气盛）；色夭不泽，谓之难已；脉实以坚（邪盛），谓之益甚；脉逆四时，为不可治。所谓逆四时者，春得肺脉，夏得肾脉，秋得心脉，冬得脾脉（皆五行相克），其至皆悬绝沉涩者，命曰逆四时。《玉机真脏论》

善治者治皮毛（邪在表而浅），其次治肌肤，其次治筋脉，其次治六腑，其次治五脏。治五脏者，半死半生也（邪入脏，则深且重矣）。故天之邪气感（六气八风），则害人五脏；水谷之寒热感（饮食不节，寒热失时），则害于六腑；地之湿气感，则害皮肉筋脉（湿自下受，先入皮肉，湿流关节，则伤筋脉）。

善诊者，察色按脉，先别阴阳（脉症声色各有阴阳）；审清浊而知部分（脏腑有病，皆形于身面之部分，可以观气色而得之）；视喘息，听音声，而知所苦；观权衡规矩，而知病所主（言脉春应中规，夏应中矩，秋应中衡，冬应中权）。按尺寸，观浮沉滑涩，而知病所生，以治无过，以诊则不失矣。故曰：病之始起也，可刺而已；其盛，可待衰而已。故因其轻而扬之（汗而散之，不使传变），因其重而减之（病之重者，药难猝去，当以渐而减之，即衰其半之意），因其衰而彰之（正气偏衰，济而彰之）。

形不足者，温之以气；精不足者，补之以味（气以养阳，味以养阴，二句即彰之之义）。其高者因而越之（升之，吐之），其下者引而竭之（利其二便），中满者泻之于内（实满者，以下药泻之；虚满者，补之即所以泻之），其有邪者渍形以为汗（如用桃枝煎汤液，以蒸浴之，汗难出者，每用此法），其在皮者汗而发之，其慓悍者按而收之（按摩收引），其实者散而泻之（表实散之，里实泻之）。阳病治阴，阴病治阳（王注：即本篇从阴引阳，从阳引阴，以右治左，以左治右之义。吴注：济所不胜），定其血气，各守其乡。血实宜决之（行之），气虚宜掣引之（导实济虚）。《阴阳应象大论》

毒药攻邪（攻邪则用毒药。苏子瞻曰：药能治病，不能养人；食能养人，不能治病），五谷为养（稻、麻、豆、麦、黍），五果为助（枣、杏、桃、李、栗），五畜为益（牛、羊、犬、豕、鸡），五菜为充（葵、藿、葱、薤、韭），气味合而服之，以补益精气。此五者，有辛、酸、甘、苦、咸（前五物，应五行，各具一味），各有所利，或散（辛），或收（酸），或缓（甘），或急（苦），或坚（苦），或耎（咸），四时五脏，病随五味所宜也。

肝苦急（肝者，怒生之气，又血燥则肝急），急食甘以缓之；心苦缓（缓为心虚，则神气散逸），急食酸以收之；脾苦湿（湿则不运），急食苦以燥之；肺苦气上逆（火盛克金），急食苦以泄之；肾苦燥（肾脂枯则燥），急食辛以润之。开腠理，致津液，通气也（三语有专主辛润解者。昂谓：当通结上文）。

肝欲散，急食辛以散之，用辛补之，酸泻之（木喜条达，故以散为补，收为泻）；心欲耎（火藏炎燥），急食咸以耎之，用咸补之，甘泻之（心属火，咸属水，水能克火而云补者，取既济之义也；心苦缓，故甘为泻）；脾欲缓（土德和缓），急食甘以缓之，用苦泻之，甘补之；肺欲收，急食酸以收之，用酸补之，辛泻之（辛散酸收）；肾欲坚（坚固，则无狂荡之患），急食苦以坚之，用苦补之（苦能坚肾），咸泻之（咸能软坚，能渗津，故云泻。然咸为肾本味，故补肾药用咸为引。《五脏生成论》曰：肾欲咸，未可专言泻也；甘能伤肾，土克水也）。《脏气法时论》

五味所禁，辛走气，气病无多食辛（《灵枢·五味论》：辛入胃，其气入于上焦，上焦者，受气而营诸阳者也。辛与气俱行，故辛入而与汗俱出）；咸走血（渗津），血病无多食咸（《灵枢》曰：血与咸相得则凝，凝则胃中汁注之，注之则胃中竭，渴则咽路焦，故舌本干而善渴）；苦走骨，骨病无多食苦；甘走肉，肉病无多食甘（骨得苦则阴益甚，重而难举；肉得甘则壅气，胪肿益甚。《灵枢》二义无当，故不录）；酸走筋，筋病无多食酸（《灵枢》曰：酸气涩以收，膀胱得酸则缩踡，约而不通，水道不行，故癃。阴者，积筋之所终也，故酸入而走筋矣）。《宣明五气论》

多食咸，则脉凝泣（涩）而变色（脉，即血也，心合脉，水克火）；多食苦，则皮槁而毛拔（肺合皮毛，火克金）；多食辛，则筋急而爪枯（肝合筋，爪者，筋之余，为金克木。按：肝喜散，故辛能补肝，惟多则为害）；多食酸，则肉胝胎而唇揭（脾合肉，其华在唇，木克土。胝，音支，皮厚也）；多食甘，则骨痛而发落（肾合骨，其华在发，土克水）。此五味之所伤也。《五脏生成论》

阴之所生，本在五味（味能养阴）；阴之五宫，伤在五味。味过于酸，肝气以津（酸能生津），脾气乃绝（木克土）；味过于咸，大骨气劳，短肌（咸入骨，能软缩肌肤），心气抑（水克火，然《脏气法时论》又云：咸补心）；味过于甘，心气喘满（甘性留滞），色黑，肾气不衡（平也，土克水）；味过于苦，脾气不濡，胃气乃厚（苦能燥脾而厚胃，火生土也。王注同。马注，厚字解作"胀"字，已觉欠理，而治之复用芩连苦剂，不自相矛盾乎？），味过于辛，筋脉沮弛，精神乃央（《新校正》：央，殃也。古文通用，辛润故弛，辛散故殃也。马注，解作中央，尤觉欠理。昂按：酸咸甘辛，言其害而不及其利也；味苦，言其利而未及其害也。古文不拘一例，不必穿凿强解）。《生气通天论》

热中、消中（多饮数溲为热中，多食数溲为消中），不可服高（"膏"同）粱（肥甘之味），芳草（辛香之品），石药（英乳之类）。石药发癫，芳草发狂（多喜曰癫，多怒曰狂）。夫芳草之气美，石药之气悍，二者其气急疾坚劲。夫热气慓悍，药气亦然（内热既盛，药复助之），二者相遇，恐内伤脾。《腹中论》

凡刺之法，必候日月星辰，四时八正（八节正气以候八风）之气，气定乃刺之。是故天温日明，则人血淖液，而卫气浮，故血易泻，气易行；天寒日阴，则人血凝泣，而卫气沉。月始生，则血气始精，卫气始行；月郭满（月之四围为郭），则血气实，肌肉坚；月郭空，则肌肉减，经络虚，卫气去，形独居。是以天寒无刺，天温无凝（血淖而气易行），月生无泻，月满无补，月郭空无治，是谓得时而调之（此言刺法，然人身血气如是，不可不知）。《八正神明论》

圣人不治已病治未病，不治已乱治未乱，夫病已成而后药之，乱已成而后治之，譬犹渴而穿井，斗而铸（一作锥）兵，不亦晚乎。《四气调神大论》

拘于鬼神者，不可与言至德；恶于针石者，不可与言至巧；病不许治者，病必不治，治之无功矣（病不许治，即病证也）。《五脏别论》

【灵】形肉已夺，是一夺也；大夺血之后，是二夺也；大汗出之后，是三夺也；大泄之后，是四夺也；新产及大血之后，是五夺也。此皆不可泻。《五禁》

生死第八

【素】五脏受气（病气），于其所生（我所生者），传之于其所胜（我所克者），气舍于其所生（生我者，经曰至其所生而持），死于其所不胜（克我者）。病之且死，必先传行，至其所不胜，病乃死。此言气之逆行也，故死（五脏顺行则生）。

肝受气于心（我生者，子盛反乘其母，故为逆行），传之于脾（我克者，木克土）；气舍于肾（生我者，水生木，然脾传肾，为土克水），至肺而死（克我者，金克木，下同）；心受气于脾，传之于肺，气舍于肝，至肾而死；脾受气于肺，传之于肾，气舍于心，至肝而死；肺受气于肾，传之于肝，气舍于脾，至心而死；肾受气于肝，传之于心，气舍于肺，至脾而死。此皆逆死也（逆行）。一日一夜五分之，此所以占死生之早暮也（朝甲乙寅卯，昼丙丁巳午，四季戊己辰戌丑未，晡庚辛申酉，夜壬癸亥子。《甲乙经》"生"字作"者"，王氏改"者"作"生"）。

五实死，五虚死。脉盛（心实），皮热（肺实），腹胀（脾实），前后不通（肾实），闷瞀（肝实），此谓五实。脉细（心虚），皮寒（肺虚），气少（肝虚），泄利前后（肾虚），饮食不入（脾虚），此谓五虚。

其时有生者何也？浆粥入胃，泄注止，则虚者活；身汗得后利，则实者活。此其候也。大骨枯槁（肾衰），大肉陷下（脾衰），胸中气满，喘息不便（肺衰），其气动形（气不相续，远求报气，故耸肩而动形），期六月死。真脏脉见，乃与之期日（死日）。急虚身中卒至（卒急虚邪，中于身内），五脏绝闭，脉道不通，气不往来，譬于堕溺，不可为期（暴死之候，与堕溺同）。《玉机真脏论》

【素】五脏者，中之守也（王注：五神安守之所）。中脏盛满，气胜伤恐者，声如从室中言，是中气之湿也（腹中气盛，肺脏充满，气胜息高，伤于忧恐，故声不发扬，湿土刑肾，则恐）。言而微，终日乃复言者，此夺气也（气不相续）。衣被不敛，言语善恶，不避亲疏者，此神明之乱也。仓廪不藏者，是门户不要也（仓廪，脾胃也，胃之下口为幽门，大小肠之交为阑门，肛门为魄门）。水泉不止者，是膀胱不藏也。得守者生，失守者死。

夫五脏者，身之强也。头者，精明之府，头倾视深，精神将夺矣；背者，胸中之府（脏腑之俞，皆属于背），背曲肩随，府将坏矣；腰者，肾之府，转摇不能，肾将惫矣；膝者，筋之府，屈伸不能，行则偻附，筋将惫矣；骨者，髓之府，不能久立，行则振掉，骨将惫矣。得强则生，失强则死。

夫精明五色者，气之华也。赤欲如帛裹朱，不欲如赭；白欲如鹅羽，不欲如盐；青欲如苍碧之泽，不欲如蓝；黄欲如罗裹雄黄，不欲如黄土；黑欲如重漆色，不欲如地苍。五色精微象见矣，其寿不久也。《脉要精微论》

【素】色见青如草兹（滋）者死，黄如枳实者死，黑如炲（音苔，烟煤）者死，赤如衃血（败血凝聚）者死，白如枯骨者死，此五色之见死也，青如翠羽者生，赤如鸡冠者生，黄如蟹腹者生，白如豕膏者生，黑如乌羽者生，此五色之见生也。《五脏生成论》

【素】太阳之脉，其终也，戴眼（上视），反折（身反向后），瘈疭（音炽纵，手足抽掣也。足太阳起目内眦，上额交巅，下循肩膊，挟脊抵腰。手太阳交肩循项，至目锐眦，故戴眼反折。足太阳起于足，手太阳起于手，故瘈疭），其色白，绝汗乃出（如珠不流），出则死矣（小肠主液，膀胱者，津液藏焉，津液外脱则血内亡。《灵枢》曰：阴阳相离，则腠理发泄，绝汗乃出）。

少阳终者，耳聋（手足少阳脉皆入耳），百节皆纵（甲木主筋，筋痿故纵），目环绝系，绝系一日半死（手足少阳脉，皆至目锐眦，故环视。目系属心，未绝则正视，已绝则环视矣），色先青，白乃死矣（金克木）。

阳明终者，口目动作（手阳明挟口交人中，足阳明挟口环唇，系目系），善惊妄言（足阳明胃病，闻木音而惊，骂詈不避亲疏），色黄，其上下经盛，不仁则终矣（阳明主肌肉，不仁为肉绝）。

少阴终者，面黑（心之华在面，黑为肾色），齿长而垢（肾主骨，齿者骨之余，牙龈宣露故长），腹胀闭，上下不通而终矣（肾开窍于二阴，下闭故上胀，如是则心肾不交，上下痞离而死矣）。

太阴终者，腹胀闭，不得息，善噫善呕，呕则逆，逆则面赤，不逆则上下不通，不通则面黑，皮毛焦而终矣（吴注：足太阴脾，主行气于三阴。手太阴肺，主治节而降下，二经病则升降之令不行，故胀闭；升降难，故不得息，而噫呕以通之；若不呕逆，则上下不通；土实克木，故面黑；肺主皮毛，故焦）。

厥阴终者，中热嗌干，善溺心烦，甚则舌卷，卵上缩，而终矣（手厥阴心包脉起胸中，属心包；足厥阴肝脉，循喉咙，入颃颡；故中热嗌干而心烦。肝脉环阴器，故善溺，甚则囊缩而舌卷也，舌为心苗。《灵枢·经脉》篇：肝者，筋之合，筋者，聚于阴器而脉络于舌本）。《诊要经终论》（《灵枢·终始》篇与此同）

【素】脉不往来者死；皮肤著者死（血液枯亡）；瞳子高者，太阳不足，戴眼者，太阳已绝。此决死生之要也。《三部九候论》

【灵】手太阴（肺）气绝，则皮毛焦。太阴者，行气温于皮毛者也。故气不荣则皮毛焦，皮毛焦则津液去皮节；津液去皮节者则爪枯毛折，毛折者则毛先死。丙笃丁死，火胜金也。

手少阴（心）气绝，则脉不通。脉不通则血不流，血不流则髦色不泽。故其面黑如漆柴者，血先死。壬笃癸死，水胜火也。

足太阴（脾）气绝者，则脉（血）不荣肌肉。唇舌者，肌肉之本也。脉不荣则肌肉软，肌肉软则舌萎，人中满；人中满则唇反，唇反者肉先死。甲笃乙死，木胜土也。

足少阴（肾）气绝，则骨枯。少阴者，冬脉也，伏行而濡骨髓者也。故骨不濡则肉不能著也，骨肉不相亲则肉软却；肉软却故齿长而垢，发无泽，发无泽者骨先死。戊笃己死，土胜水也。

足厥阴气绝，则筋绝。厥阴者，肝脉也。肝者，筋之合也；筋者，聚于阴气（当作器）；而脉络于舌本也。故脉弗荣则筋急，筋急则引舌与卵。故唇青舌卷卵缩则筋先死。庚笃辛死，金胜木也。

五阴气俱绝，则目系转，转则目运（五阴属五脏，目受五脏之传精）。目运者，为志先死，志先死则远一日半死矣。

六阳（六腑）气绝，则阴与阳相离，离则腠理发泄，绝汗乃出（如珠不流），故旦占夕死，夕占旦死。《经脉》篇

【素】肝见庚辛死，心见壬癸死，脾见甲乙死，肺见丙丁死，肾见戊己死（五行相克，死于其所不胜）。是谓真脏见，皆死。《平人气象论》

【灵】三虚者，其死暴疾也；得三实者，邪不能伤人也（年盛，月满，时和）。乘年之衰（岁气不足则外邪凑之，如火不足则外有寒邪，土不足则外有风邪也），逢月之空（本篇曰：月满则海水西盛，人血气积，肌肉充，皮肤致，毛发坚，虽遇贼风，入浅不深。月郭空，则海水东盛，人气血虚，其卫气去，形独居，肌肉减，皮肤纵，腠理开，遇贼风则其入深，其病患也卒暴），失时之和（如夏应热而反寒，冬应寒而反温），因为贼风所伤（本经《九宫八风》篇有大弱风，谋风，刚风，折风，大刚风，凶风，婴儿风，弱风，谓之八风之邪，圣人避风，如避矢石焉），是谓三虚（《素问·至真要大论》：乘年之虚则邪甚也，失时之和亦邪甚也，遇月之空亦邪甚也，重感于邪则病危矣）。《岁露》篇

杂论第九

【素】上古之人，其知道者，法于阴阳，和于术数（养生之法），食饮有节，起居有常，不妄作劳，故能形与神俱（神去其形则死），而尽终其天年，度百岁乃去。今时之人不然也，以酒为浆，以妄为常，醉以入房，以欲竭其精，以耗散其真，不知持满（持满，恐倾之意），不时御神，务快其心，逆于生乐（纵嗜欲之心，

逆生养之乐），起居无节，故半百而衰也。

夫上古圣人之教下也，皆谓之虚邪贼风，避之有时，恬淡虚无，真气从之（即老氏"恍惚有象，杳冥有精"之义），精神内守，病安从来？

女子七岁（王注：老阳之数穷于九，女子少阴，故以少阳之数合之），肾气盛，齿更发长（肾主骨，为精血之府。齿者骨之余，发者血之余）；二七而天癸（经水，属北方壬癸）至，任脉通，太冲脉盛，月事以时下，故有子（冲为血海，任主胞胎，二经相资，故能有子。经水一月一至，其行有常，故曰"经水"，亦曰"月水"，愆期则有病。男子冲、任脉盛，则上荣而生髭须；女子冲、任脉盛，则下行而为月水，故无须也）；三七肾气平均，故真牙生而长极（牙之最后生者，人身之长，至此而止）；四七筋骨坚，发长极，身体盛壮；五七阳明脉衰，面始焦，发始堕（足阳明之脉起于鼻，交頞中，下循鼻外，入上齿中，还出挟口环唇，下交承浆，却循颐后出大迎，循颊车，上耳前，过客主人，循发际，至额颅。手阳明之脉上颈贯颊，入下齿中，还出挟口。二脉皆营于面，衰则面焦，发堕）；六七三阳脉衰于上，面皆焦，发始白（三阳之脉，俱上头面）；七七任脉虚，太冲脉衰少，天癸竭，地道不通（至此而经水断），故形坏而无子也（女子气有余而血不足，以其数脱泄之也）。

丈夫八岁（王注：老阴之数尽于十，男子为少阳，故以少阴之数合之。《易》曰：天九地十，即其数也），肾气实，发长齿更；二八肾气盛，天癸（阳精）至，精气溢泻，阴阳和，故能有子；三八肾气平均，筋骨劲强，故真牙生而长极；四八筋骨隆盛，肌肉满壮；五八肾气衰，发堕齿槁；六八阳气衰竭于上，面焦，发鬓颁白；七八肝气衰，筋不能动，天癸竭，精少，肾脏衰，形体皆极；八八则齿发去（卦气已尽）。

肾者主水，受五脏六腑之精而藏之，故五脏盛，乃能泻。

今五脏皆衰，筋骨解堕，天癸尽矣，故发鬓白，身体重，行步不正，而无子耳。

有其年已老而有子者，何也？此其天寿过度，气脉常通，而肾气有余也。此虽有子，男不过尽八八，女不过尽七七，而天地之精气皆竭矣（王注：生子之寿，不过此数。马云非也）。《上古天真论》

【素】春三月，此谓发陈，天地俱生，万物以荣（天地交，万物通），夜卧早起，广步于庭，被发缓形，以使志生，生而勿杀，予而勿夺，赏而勿罚，此春气之应，养生之道也。逆之则伤肝，夏为寒变，奉长者少（火为木子，寒变则木不能生火，无以奉夏长之令）。

夏三月，此谓蕃秀，天地气交，万物华实，夜卧早起，无厌于日（厌，足也。无过行日中而伤暑，与冬必待日光相反），使志无怒，使华英成秀，使气得泄，若所爱在外（顺阳而主外），此夏气之应，养长之道也。逆之则伤心，秋为痎疟，奉收者少（无气以奉秋收之令），冬至重病（水又克火）。

秋三月，此谓容平（万物容状平定），天气以急，地气以明，早卧早起，与鸡俱兴，使志安宁，以缓秋刑，收敛神气，使秋气平，无外其志，使肺气清，此秋气之应，养收之道也。逆之则伤肺，冬为飧泄，奉藏者少（无气以奉冬藏之令）。

冬三月，此谓闭藏，水冰地坼，无扰乎阳（阳气潜藏），早卧晚起，必待日光，使气若伏若匿，若有私意，若已有得（与夏正反），去寒就温，无泄皮肤，使气亟夺（戒勿妄汗，致泄阳气），此冬气之应，养藏之道也。逆之则伤肾，春为痿厥，奉生者少（无气以奉春生之令）。《四气调神大论》

【素】天食人以五气（吴注：五气非独臊、焦、香、腐、腥也。风寒暑湿燥，分主五脏，受之而不亢不害，则皆养人矣），地食人以五味。五气入鼻（鼻受无形之天气），藏于心肺，上使五色修明，音声能彰（心荣颜色，肺发音声）。五味入口（口受有形之地气），藏于肠胃，味有所藏，以养五气，气和而生，津液相成，神乃自生（积精生神）。《六节藏象论》

【灵】水谷入于口，输于肠胃，其液别为五，天寒衣薄则为溺与气（前溺后气），天热衣厚则为汗，悲哀气并则为泣，中热胃缓则为唾。邪气内逆，则气为之闭塞而不行，则为水胀，愿闻其道。曰：水谷皆入于口，其味有五，各注其海（分注五脏），津液各走其道，故三焦出气（宗气出上焦，营气出中焦，卫气出下焦），以温肌肉，充皮肤，为其津；其流而不行者，为液。

天暑衣厚则腠理开，故汗出；寒留于分肉之间，聚沫则为痛。天寒则腠理闭，气湿不行（不行于肌表，故下流为溺），水下流于膀胱则为溺与气。

五脏六腑，心为之主，耳为之听，目为之候，肺为之相，肝为之将，脾为之卫，肾为之主外（肾为作强之官。《师传》篇：肾者，主为外，使之远听，视耳好恶，以知其性）。故五脏六腑之津液，尽上渗于目。心悲气并则心系急，心系急则肺举，肺举则液上溢。夫心系与肺，不能常举，乍上乍下，故咳而泣出矣。中热，则胃中消谷，消谷则虫上下作，肠胃充郭（宽意），故胃缓，胃缓则气逆，故唾出。《五癃津液别论》

【素】问：不知水所从生，涕所从出也？曰：夫心者，五脏之专精也（五脏各有其精，而心专之），目者，其窍也（目为肝窍，然能辨别事物，故又为心窍），华色者，其荣也，是以人有德也，则气和于目，有亡，忧知于色。是以悲哀则泣下，泣下水所由生。

水宗者，积水也；积水者，至阴也；至阴者，肾之精也。

宗精之水，所以不出者，是精持之也。辅之裹之，故水不行也。

夫水之精为志，火之精为神，水火相感，神志俱悲，是以目之水生也。故谚言曰：心悲名曰志悲，志与心精，共凑于目也。

泣涕者脑也，脑者阴也，髓者骨之充也，故脑渗为涕；志者，骨之主也，是以水流而涕从之者，其行类也（脑为髓海，与肾流通）。

夫泣不出者，哭不悲也。不泣者，神不慈也。神不慈则志不悲，阴阳相持，泣安能独来？夫志悲者惋，惋则冲阴，冲阴则志去目，志去则神不守精，精神去目，涕泣出也。

且子独不诵夫经言乎？厥则目无所见，夫人厥则阳气并于上，阴气并于下。阳并于上则火独光也，阴并于下则足寒，足寒则胀也，夫一水不胜五火（五脏之火），故目眦盲，是以冲风，泣下而不止。

夫风之中目也，阳气内守于精，是火气燔目，故见风则泣下也（内有火气，外冲于风）。夫火疾风生乃能雨，此之类也。《解精微论》

【灵】妇人无须者，无血气乎？曰：冲脉、任脉皆起于胞中，上循背里（此又言冲、任行背，按《素问·骨空论》言：任脉循腹里上关元，冲脉挟脐上行至胸中而散，督脉贯脊。然三脉同源，经文多有参错言者），为经络之海，其浮而外者，循腹右上行，会于咽喉，别而络唇口。血气盛则充肤热肉，血独盛则淡渗皮肤，生毫毛。今妇人之生，有余于气，不足于血，以其数脱血也。冲任之脉，不荣口唇，故须不生焉。

士人有伤于阴，阴气绝而不起，然其须不去，宦者独去，何也？曰：宦者去其宗筋（阴器），伤其冲脉，血泻不复，皮肤内结，唇口不荣，故须不生焉。其有天宦者（天生阳气不举，不能御妇），未尝被伤，不脱于血，然其须不生，其故何也？曰：此天之所不足也，其任冲不盛，宗筋不成，有气无血，唇口不荣，故须不生。《五音五味》篇